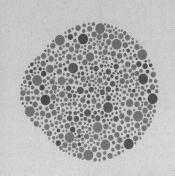

"十二五"职业教育国家规划立项教材

国家卫生健康委员会"十三五"规划教材

全国高职高专规划教材

供眼视光技术专业用

斜视与弱视临床技术

第2版

U0284758

主　编　崔　云　余新平

副主编　陈丽萍　张艳玲　李　兵

编　者（以姓氏笔画为序）

李　兵　锦州医科大学

岑　洁　上海交通大学医学院附属新华医院

余新平　温州医科大学

张艳玲　深圳市龙华区妇幼保健院

陈丽萍　天津职业大学

尚艳峰　长治医学院附属和平医院

崔　云　长治医学院附属和平医院

主编助理　尚艳峰

数字资源负责人　余新平

人民卫生出版社

图书在版编目（CIP）数据

斜视与弱视临床技术 / 崔云，余新平主编. —2 版
. —北京：人民卫生出版社，2019
ISBN 978-7-117-28593-3

Ⅰ. ①斜… Ⅱ. ①崔… ②余… Ⅲ. ①斜视－诊疗－
医学院校－教材②弱视－诊疗－医学院校－教材 Ⅳ.
①R777.4

中国版本图书馆 CIP 数据核字（2019）第 108170 号

人卫智网	www.ipmph.com	医学教育、学术、考试、健康，
		购书智慧智能综合服务平台
人卫官网	www.pmph.com	人卫官方资讯发布平台

斜视与弱视临床技术
第 2 版

主　　编：崔　云　余新平
出版发行：人民卫生出版社（中继线 010-59780011）
地　　址：北京市朝阳区潘家园南里 19 号
邮　　编：100021
E - mail：pmph @ pmph.com
购书热线：010-59787592　010-59787584　010-65264830
印　　刷：中农印务有限公司
经　　销：新华书店
开　　本：889×1194　1/16　印张：10
字　　数：268 千字
版　　次：2012 年 4 月第 1 版　　2019 年 7 月第 2 版
　　　　　2024 年 11 月第 2 版第 12 次印刷（总第 23 次印刷）
标准书号：ISBN 978-7-117-28593-3
定　　价：50.00 元

打击盗版举报电话：010-59787491　E-mail：WQ @ pmph.com
（凡属印装质量问题请与本社市场营销中心联系退换）

全国高职高专院校眼视光技术专业
第二轮国家卫生健康委员会规划教材（融合教材）修订说明

全国高职高专院校眼视光技术专业第二轮国家卫生健康委员会规划教材，是在全国高职高专院校眼视光技术专业第一轮规划教材基础上，以纸质为媒体，融入富媒体资源、网络素材、慕课课程形成的"四位一体"的全国首套眼视光技术专业创新融合教材。

全国高职高专院校眼视光技术专业第一轮规划教材共计13本，于2012年陆续出版。历经了深入调研、充分论证、精心编写、严格审稿，并在编写体例上进行创新，《眼屈光检查》《验光技术》《眼镜定配技术》《眼镜维修检测技术》和《眼视光技术综合实训》采用了"情境、任务"的形式编写，以呼应实际教学模式，实现了"老师好教，学生好学，实践好用"的精品教材目标。其中，《眼科学基础》《眼镜定配技术》《接触镜验配技术》《眼镜维修检测技术》《斜视与弱视临床技术》《眼镜店管理》《眼视光常用仪器设备》为高职高专"十二五"国家级规划教材立项教材。本套教材的出版对于我国眼视光技术专业高职高专教育以及专业发展具有重要的、里程碑式的意义，为我国眼视光技术专业实用型人才培养，为促进人民群众的视觉健康和眼保健做出历史性的巨大贡献。

本套教材第二轮修订之时，正逢我国医疗卫生和医学教育面临重大发展的重要时期，教育部、国家卫生健康委员会等八部门于2018年8月30日联合印发《综合防控儿童青少年近视实施方案》（以下简称《方案》），从政策层面对近视防控进行了全方位战略部署。党中央、国务院对儿童青少年视力健康高度重视，对眼视光相关工作者提出了更高的要求，也带来了更多的机遇和挑战。我们贯彻落实《方案》、全国卫生与健康大会精神、《"健康中国2030"规划纲要》和《国家职业教育改革实施方案》（职教20条），根据教育部培养目标、国家卫生健康委员会用人要求，以及传统媒体和新型媒体深度融合发展的要求，坚持中国特色的教材建设模式，推动全国高职高专院校眼视光技术专业第二轮国家卫生健康委员会规划教材（融合教材）的修订工作。在修订过程中体现三教改革、多元办学、校企结合、医教协同、信息化教学理念和成果。

本套教材第二轮修订遵循八个坚持，即①坚持评审委员会负责的职责，评审委员会对教材编写的进度、质量等进行全流程、全周期的把关和监控；②坚持按照遴选要求组建体现主编权威性、副主编代表性、编委覆盖性的编写队伍；③坚持国家行业专业标准，名词及相关内容与国家标准保持一致；④坚持名词、术语、符号的统一，保持全套教材一致性；⑤坚持课程和教材的整体优化，淡化学科意识，全套教材秉承实用、够用、必需、以职业为中心的原则，对整套教材内容进行整体的整合；⑥坚持"三基""五性""三特定"的教材编写原则；⑦坚持按时完成编写任务，教材编写是近期工作的重中之重；⑧坚持人卫社编写思想与学术思想结合，出版高质量精品教材。

本套教材第二轮修订具有以下特点：

1. 在全国范围调研的基础上，构建了团结、协作、创新的编写队伍，具有主编权威性、副主编代表性、编委覆盖性。全国15个省区市共33所院校（或相关单位、企业等）共约90位专家教授及一线教师申报，最终确定了来自15个省区市，31所院校（或相关单位、企业等），共计57名主编、副主编组成的学习型、团结型的编写团队，代表了目前我国高职眼视光技术专业发展的水平和方向、教学思想、教学模式和教学理念。

2. 对课程体系进行改革创新，在上一轮教材基础上进行优化，实现螺旋式上升，实现中高职的衔接、高职高专与本科教育的对接，打通眼视光职业教育通道。

3. 依然坚持中国特色的教材建设模式，严格遵守"三基""五性""三特定"的教材编写原则。

4. 严格遵守"九三一"质量控制体系确保教材质量，为打造老师好教、学生好学、实践好用的优秀精品教材而努力。

5. 名词术语按国家标准统一，内容范围按照高职高专眼视光技术专业教学标准统一，使教材内容与教学及学生学习需求相一致。

6. 基于对上一轮教材使用反馈的分析讨论，以及各学校教学需求，各教材分别增加各自的实训内容，《眼视光技术综合实训》改为《眼视光技术拓展实训》，作为实训内容的补充。

7. 根据上一轮教材的使用反馈，尽可能避免交叉重复问题。《眼屈光检查》《斜视与弱视临床技术》《眼科学基础》《验光技术》，《眼镜定配技术》《眼镜维修检测技术》，《眼镜营销实务》《眼镜店管理》，有可能交叉重复的内容分别经过反复的共同讨论，尽可能避免知识点的重复和矛盾。

8. 考虑高职高专学生的学习特点，本套教材继续沿用上一轮教材的任务、情境编写模式，以成果为导向、以就业为导向，尽可能增加教材的适用性。

9. 除了纸质部分，新增二维码扫描阅读数字资源，数字资源包括：习题、视频、彩图、拓展知识等，构建信息化教材。

10. 主教材核心课程配一本学习指导及习题集作为配套教材，将于主教材出版之后陆续出版。

本套教材共计13种，为2019年秋季教材，供全国高职高专院校眼视光技术专业使用。

第二届全国高职高专眼视光技术专业
教材建设评审委员会名单

顾　　问

瞿　佳　温州医科大学
赵堪兴　天津医科大学
崔　毅　中国眼镜协会
刘　斌　天津职业大学
齐　备　中国眼镜协会
谢培英　北京大学
高雅萍　天津职业大学

主任委员

王海英　天津职业大学

副主任委员

赵云娥　温州医科大学
贾　松　苏州卫生职业技术学院
亢晓丽　上海交通大学

委　员（按姓氏拼音排序）

边云卓　沧州医学高等专科学校
陈大复　厦门大学
陈丽萍　天津职业大学
陈世豪　温州医科大学
崔　云　长治医学院
丰新胜　山东医学高等专科学校
冯桂玲　唐山职业技术学院
高雅萍　天津职业大学
高玉娟　长治医学院
顾海东　南京远望视光学研究所
郝少峰　长治医学院
胡　亮　温州医科大学
黄小明　温州医科大学
姬亚鹏　长治医学院
贾　松　苏州卫生职业技术学院
姜　珺　温州医科大学
蒋金康　无锡工艺职业技术学院
金晨晖　深圳职业技术学院
金婉卿　温州医科大学
亢晓丽　上海交通大学
李　兵　锦州医科大学
李　捷　天津爱尔眼科医院
李丽娜　包头医学院
李瑞凤　漳州卫生职业学院
李童燕　南京科技职业学院
李延红　上海第二工业大学
刘　念　广州商贸职业学校
刘　宁　郑州铁路职业技术学院
刘　意　郑州铁路职业技术学院

5

刘科佑	深圳职业技术学院	杨丽霞	石家庄医学高等专科学校
刘院斌	山西医科大学	杨砚儒	天津职业大学
毛欣杰	温州医科大学	叶佳意	东华大学
齐　备	中国眼镜协会	易际磐	浙江工贸职业技术学院
任凤英	厦门医学院	尹华玲	曲靖医学高等专科学校
沈梅晓	温州医科大学	于　翠	辽宁何氏医学院
施国荣	常州卫生高等职业技术学校	于旭东	温州医科大学
王　锐	长春医学高等专科学校	余　红	天津职业大学
王翠英	天津职业大学	余新平	温州医科大学
王海英	天津职业大学	张　荃	天津职业大学
王淮庆	金陵科技学院	张艳玲	深圳市龙华区妇幼保健院
王会英	邢台医学高等专科学校	赵云娥	温州医科大学
王立书	天津职业大学	朱嫦娥	天津职业大学
谢培英	北京大学	朱德喜	温州医科大学
闫　伟	济宁职业技术学院	朱世忠	山东医学高等专科学校
杨　林	郑州铁路职业技术学院		

秘书长

刘红霞　人民卫生出版社

秘　书

朱嫦娥　天津职业大学

李海凌　人民卫生出版社

第二轮教材（融合教材）目录

眼科学基础（第2版）　　　　主　编　贾　松　赵云娥
　　　　　　　　　　　　　　副主编　王　锐　郝少峰　刘院斌

眼屈光检查（第2版）　　　　主　编　高雅萍　胡　亮
　　　　　　　　　　　　　　副主编　王会英　杨丽霞　李瑞凤

验光技术（第2版）　　　　　主　编　尹华玲　王立书
　　　　　　　　　　　　　　副主编　陈世豪　金晨晖　李丽娜

眼镜定配技术（第2版）　　　主　编　闫　伟　蒋金康
　　　　　　　　　　　　　　副主编　朱嫦娥　杨　林　金婉卿

接触镜验配技术（第2版）　　主　编　谢培英　王海英
　　　　　　　　　　　　　　副主编　姜　珺　冯桂玲　李延红

眼镜光学技术（第2版）　　　主　编　朱世忠　余　红
　　　　　　　　　　　　　　副主编　高玉娟　朱德喜

眼镜维修检测技术（第2版）　主　编　杨砚儒　施国荣
　　　　　　　　　　　　　　副主编　刘　意　姬亚鹏

斜视与弱视临床技术（第2版）主　编　崔　云　余新平
　　　　　　　　　　　　　　副主编　陈丽萍　张艳玲　李　兵

低视力助视技术（第2版）　　主　编　亢晓丽
　　　　　　　　　　　　　　副主编　陈大复　刘　念　于旭东

眼镜营销实务（第2版）　　　主　编　张　荃　刘科佑
　　　　　　　　　　　　　　副主编　丰新胜　黄小明　刘　宁

眼镜店管理（第2版）　　　　　主　编　李　捷　毛欣杰

　　　　　　　　　　　　　　　副主编　王翠英　于　翠

眼视光常用仪器设备（第2版）　主　编　齐　备

　　　　　　　　　　　　　　　副主编　沈梅晓　叶佳意

眼视光技术拓展实训　　　　　　主　编　王淮庆　易际磐

　　　　　　　　　　　　　　　副主编　李童燕　顾海东

获取融合教材配套数字资源的步骤说明

1 扫描封底红标二维码，获取图书"使用说明"。

2 揭开红标，扫描绿标激活码，注册/登录人卫账号获取数字资源。

3 扫描书内二维码或封底绿标激活码随时查看数字资源。

4 登录 zengzhi.ipmph.com 或下载应用体验更多功能和服务。

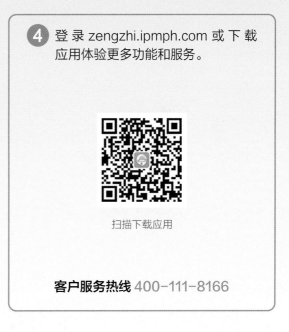

扫描下载应用

客户服务热线 400-111-8166

关注人卫眼科公众号
新书介绍　最新书目

前　　言

眼视光学作为一门眼科学和光学技术的交叉学科，在我国已走过 40 年的峥嵘历程。近些年，以眼科学快速发展为契机，眼视光相关专业的进步有目共睹、方兴未艾。其研究范畴也早已突破传统意义上的验光配镜，逐渐涵盖了角膜接触镜学、屈光手术学、双眼视觉、低视力等众多新知识、新技术，使该专业羽翼渐丰。与此同时，作为学科影响力提升的具体体现，眼视光门诊（中心）不仅在国内各级医院博得了一席之地甚至不可或缺，更是在全国各级城市的街头巷尾生根开花，这无疑对保障人民群众的视觉健康有着积极的影响。但值得注意的是，与学科的快速发展扩大相对比的是从业人员的专业理论相对滞后、实践能力良莠不齐，这些现实问题势必是视觉健康的潜在威胁。为此，人民卫生出版社早在 2012 年，本着培养眼视光专业临床技术类人才、"以岗定学"的教学原则，组织编写了这套教学和参考用书，以期解决从业人员实际工作中的相关问题。

斜视与弱视虽然是一类眼科常见病和多发病，但许多斜视、弱视患者往往首诊于眼视光门诊或眼镜店。因此，掌握斜视、弱视的形成机制，双眼视功能的影响，正确的诊断方法以及早期规范的干预和治疗原则，对于眼视光从业人员而言显得尤为重要。《斜视与弱视临床技术》即是针对理、工科不同教育背景下高职高专学生而编写的一本斜视与弱视相关理论与实践的教材，该书汇集了多年从事眼视光教学工作的教师和临床工作的专业医师，分享了他们长期积累的珍贵的视光学基础理论和实践经验。教材以"三个基本"为主轴，第一个是基本概念：主要有眼外肌的解剖、眼运动生理、双眼视的理论以及异常双眼视的代偿；第二个是基本检查技能：斜视弱视的基本检查方法，以及异常双眼视的检查；第三个是基本处理原则和技能：斜视弱视的治疗原则、弱视、双眼视功能障碍的训练方法。本书特色鲜明：重点突出，提纲挈领。针对不同需求，适当增加了拓展内容；充分利用示意图、流程图、总结表、归类表。提炼精华，深入浅出；尽可能利用案例分析、实践训练，培养学生的分析、思考和动手能力。本书作为高职高专学生教材用书的同时，也可作为眼视光专业人员的参考用书，同时对眼视光行业技术标准的制定具有一定的借鉴意义。

天津医科大学的赵堪兴教授给予了许多鼓励和具体建议；温州医科大学的余新平教授、天津职业大学的陈丽萍老师、上海交通大学医学院附属新华医院的岑洁医生、锦州医科大学的李兵老师、深圳职业技术学院的张艳玲老师、长治医学院的尚艳峰医生为本书脱稿付出了大量的心血；尚艳峰为本书做了大量的编务事宜。天津职业大学眼视光工程学院产品艺术设计专业的丁越同学利用业余时间为本书做了大量生动、形象的插图。本书的完成凝聚了许多人的智慧和心血，在此表示衷心的感谢。

由于我们的专业理论技术水平所限，书中难免出现谬误和疏漏，敬请老师、同学不吝指正。

崔　云

2019 年 3 月

目　　录

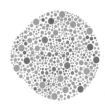

第一章 眼外肌的解剖与运动

第一节 眼外肌及作用

一、眼外肌的解剖

眼外肌（extraocular muscles）是司眼球运动的肌肉，属于横纹肌。每只眼眼外肌有 6 条，即 4 条直肌和 2 条斜肌。直肌分别为上直肌、下直肌、内直肌和外直肌，斜肌分别是上斜肌和下斜肌（图 1-1）。

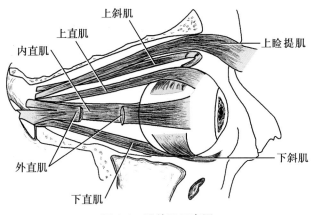

图 1-1 眼外肌示意图

（一）直肌

1. 内直肌（medial rectus，MR） 紧靠视神经，是眼外肌中力量最强的肌肉。起于眶尖 Zinn 总腱环鼻侧和视神经鞘略低处，沿眶内壁向前行进，附着在距角膜缘 5.5mm 处的巩膜上。全长约 40.8mm，其中肌腱长约 3.7mm，附着处宽约 10.3mm，与眼球接触弧为 6mm。

2. 外直肌（lateral rectus，LR） 起于眶尖 Zinn 总腱环外侧较低处。起点呈 U 形马鞍状，以两个头分别从总腱环的上部和下部发出，跨越眶上裂后融为一体。沿眶外侧壁内侧向前走行，跨过下斜肌的附着点，附着在距离角膜缘 6.9mm 处巩膜上。全长约 40mm，其中肌腱长约 8.8mm，附着处宽约 9.2mm，与眼球接触弧为 12mm。

3. 上直肌(superior rectus，SR)　起于视神经孔和视神经鞘上方的总腱环。上直肌与上睑提肌紧邻，由起点紧靠上睑提肌下方向前、上、外走行，附着在距角膜缘后 7.7mm 的巩膜上。全长约 41.8mm，肌腱长约 5.8mm，附着处宽约 10.6mm，与眼球接触弧为 6.5mm。上直肌与视轴约成 23°夹角。

4. 下直肌(inferior rectus，IR)　起于视神经孔下方的 Zinn 总腱环，沿眶下壁向前、下、外走行，附着于距角膜缘 6.5mm 处的巩膜上。全长约 40.0mm，肌腱长约 5.5mm，附着处宽约 9.8mm，与眼球接触弧为 6.5mm。下直肌与视轴约成 23°夹角。

四条直肌的肌止点距离角膜缘的距离依内直肌、下直肌、外直肌、上直肌的顺序逐渐变远，依照四条直肌的肌止点画一条连续的线，则得到一条螺旋形的曲线，称为 Tillaux 螺旋，上、下直肌止点的颞侧端较鼻侧端距离角膜缘远(图 1-2)。

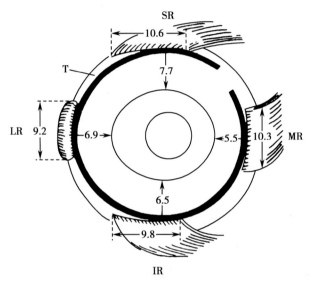

图 1-2　四条直肌及肌腱的终止状态

SR：上直肌；IR：下直肌；MR：内直肌；LR：外直肌，肌止点连线为 Tillaux 螺旋

直肌的 Pulley 结构：现代影像学研究表明，眼外肌的直肌路径在眼球运动过程中与眶壁始终保持相对固定的关系，甚至在直肌大量移位术后仍然如此，原因在于直肌 Pulley(滑车)的存在，直肌 Pulley 是指由胶原、弹性蛋白和平滑肌组成的包绕在眼外肌周围的环状结构，它们位于直肌肌腹之前、赤道之后 5～6mm 的冠状平面。眼外肌可分为眶层和球层，眶层起自眶尖，终止于直肌的 Pulley，球层则一直向前延展终止于巩膜。

(二)斜肌

1. 上斜肌(superior oblique，SO)　起源于眶尖总腱环旁蝶骨体的骨膜和视神经管的内上部，沿眶内壁向前走行到达滑车(一个附着于额骨的 4～6mm 的 U 形纤维软骨管)，穿过滑车后，向后、向外和向下走行，经过上直肌的下方到达眼球赤道部后方，附着于眼球赤道部后外上方巩膜，附着点呈扇形展开，弧线长 7～18mm。上斜肌是最长最细的眼外肌，起点至滑车长约 40mm，反折部分长约 19.5mm，肌腱长约 10mm，与眼球的接触弧为 8mm，肌肉平面与视轴成 51°夹角。

2. 下斜肌(inferior oblique，IO)　起于上颌骨内上方，鼻泪管上端开口的颞侧浅窝，向外、上、后方向在眶下壁与下直肌之间走行，附着于外直肌眼球面和黄斑区前方的巩膜上。其附着处为凹形弧线，长 4～15mm。下斜肌为最短的眼外肌，长约 37mm，与眼球的接触弧为 15mm，肌肉平面与视轴成 51°夹角。

二、眼外肌的作用

（一）各眼外肌的单独作用（表 1-1）

1. 内直肌　内直肌的功能为内转眼球（图 1-3）。

2. 外直肌　外直肌的功能为外转眼球（图 1-4）。

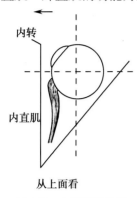

图 1-3　内直肌的作用

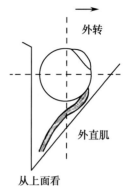

图 1-4　外直肌的作用

3. 上直肌　上直肌与视轴约成 23° 夹角，眼球在原在位时，上直肌的主要作用是使眼球上转，次要作用是内转及内旋。当眼球外转 23° 时，仅有上转作用；当眼球内转时，肌肉平面与视轴垂直，主要作用为内旋，次要作用为内转（图 1-5）。

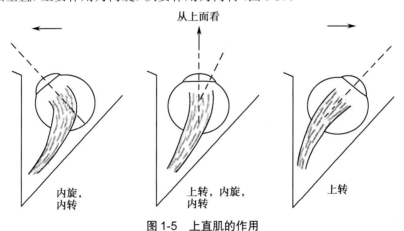

图 1-5　上直肌的作用

4. 下直肌　下直肌与视轴约成 23° 夹角，眼球在原在位时，下直肌的主要作用是使眼球下转，次要作用为内转和外旋。当眼球外转 23° 时，仅有下转作用；当眼球内转时，肌肉的平面与视轴垂直，则主要作用为外旋，次要作用为内转（图 1-6）。

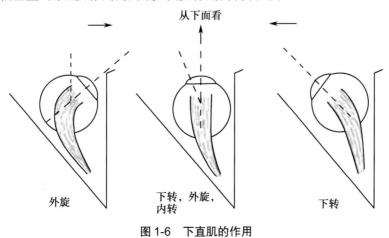

图 1-6　下直肌的作用

　　5. 上斜肌　上斜肌虽起自眶尖,但其肌腱穿过滑车向后、向外转折,肌肉平面与视轴成51°夹角。眼球在原在位时,上斜肌主要作用是使眼球内旋,次要作用是下转、外转。当眼球内转51°时,只有下转作用;当眼球外转时,上斜肌的肌腱的平面与视轴垂直,主要作用是内旋,次要作用为外转(图1-7)。

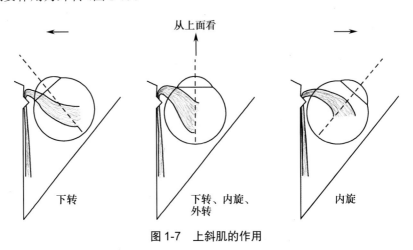

图1-7　上斜肌的作用

　　6. 下斜肌　下斜肌与视轴成51°夹角,眼球处于原在位时,下斜肌的主要作用是使眼球外旋,次要作用为上转及外转。当眼球内转动51°时,只有上转作用;当眼球外转时,下斜肌肌肉与视轴垂直,此时主要作用为外旋,次要作用为外转(图1-8)。

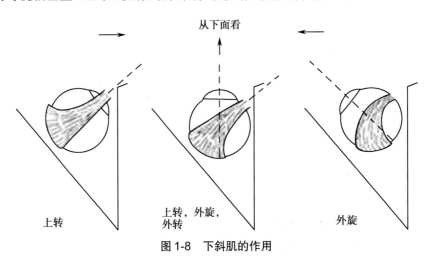

图1-8　下斜肌的作用

表1-1　眼外肌的主要、次要和第三作用

肌肉	主要作用	次要作用	第三作用
内直肌	内转	—	—
外直肌	外转	—	—
上直肌	上转	内旋	内转
下直肌	下转	外旋	内转
上斜肌	内旋	下转	外转
下斜肌	外旋	上转	外转

　　(二)主动肌、协同肌、拮抗肌和配偶肌

　　1. 主动肌(agonist)　使眼球向某一特定方向运动的主要肌肉称主动肌。如右眼外转,主动肌为外直肌。

2. 协同肌（synergist） 同一眼协助主动肌完成某一方向眼球运动的肌肉称协同肌。如眼球外转时，外直肌为主动肌，上斜肌和下斜肌为协同肌。

3. 拮抗肌（antagonist） 同一眼产生与主动肌相反方向运动的肌肉称拮抗肌或对抗肌。有三对主要拮抗肌，即水平运动：内直肌与外直肌；垂直运动：上直肌与下直肌；旋转运动：上斜肌与下斜肌。

4. 配偶肌（yoke muscles） 为了保持双眼单视，两眼间的眼外肌相互合作，双眼具有相同作用且互相配合的肌肉称配偶肌。

双眼共有六对配偶肌：

（1）右转：右眼外直肌与左眼内直肌。

（2）左转：左眼外直肌与右眼内直肌。

（3）右上转：右眼上直肌与左眼下斜肌。

（4）右下转：右眼下直肌与左眼上斜肌。

（5）左上转：左眼上直肌与右眼下斜肌。

（6）左下转：左眼下直肌与右眼上斜肌。

第二节 眼外肌的神经支配及血供

一、眼外肌的神经支配

有三对脑神经参与眼外肌的神经支配，分别为动眼神经（第Ⅲ对脑神经）、滑车神经（第Ⅳ对脑神经）和展神经（第Ⅵ对脑神经）。

（一）动眼神经（第Ⅲ对脑神经）

动眼神经是一种运动神经，其神经核位于中脑上丘水平，包括外侧核、缩瞳核及中核，运动纤维由外侧核发出，支配上直肌、下直肌、内直肌、下斜肌及上睑提肌；缩瞳核发出的副交感纤维支配瞳孔括约肌和睫状肌；由中核发出的纤维到两眼内直肌，支配眼球集合运动。动眼神经起于中脑腹侧，前行穿过蛛网膜下腔到达硬脑膜，在鞍区后进入海绵窦。

（二）滑车神经（第Ⅳ对脑神经）

滑车神经也是一种运动神经，支配上斜肌。其神经核位于中脑下丘水平，神经起于中脑背侧，绕脑干前行穿过蛛网膜下腔到达硬脑膜，进入海绵窦。

（三）展神经（第Ⅵ对脑神经）

展神经属运动神经，支配外直肌。其核位于第四脑室底靠近中线处脑桥，神经纤维由脑干腹侧发出，向前外侧走行，跨过颞骨岩部尖端及蝶骨岩部下方的韧带，穿过硬脑膜进入海绵窦。

二、眼外肌的血液供应

眼外肌血液供应主要为眼动脉的肌支、眶下动脉分支及泪腺动脉分支。

眼动脉的肌支：分为上、下分支，为眼外肌提供最重要的血供，上支发出小分支供应上直肌、外直肌、上斜肌及上睑提肌；下支发出小分支供应内直肌、下直肌和下斜肌。

眶下动脉分支：眼动脉跨越于视神经下方时发出眶下动脉，供应下直肌和下斜肌。

泪腺动脉分支：眼动脉经视神经孔附近视神经外侧部位发出，沿眶外侧壁向前走行到达泪腺，供应外直肌。

眼动脉的肌支形成睫状前动脉为眼外肌提供血液供应。每条眼外肌有1～2条睫状前动脉，它们穿行浅层巩膜，为眼前节提供血供。

静脉系统与动脉系统平行，汇入眶上和眶下静脉。通常情况下，4条涡静脉位于赤道后，靠近上、下直肌的鼻侧和颞侧缘。

第三节　眼球运动的基本法则

任何眼球运动都是通过所有眼外肌共同作用完成的。双眼能够维持正常眼位，各主动肌、拮抗肌、配偶肌之间能协调工作，眼外肌能保持自身的紧张力，都离不开大脑眼球运动中枢支配，还受到以下眼球运动法则的制约。

一、Sherrington 法则

Sherrington 法则于1894年由 Sherrington 提出，又称为神经交互支配定律，眼球运动时，其主动肌接受了神经冲动发生收缩，其拮抗肌也要产生一定比例的松弛。此法则适用于同向或异向的双眼运动的各组肌肉（同向运动：向右、向左、向上、向下、右旋转、左旋转；异向运动：集合、散开）。例如双眼眼球向右转动时，右眼外直肌和左眼内直肌接受神经兴奋冲动发生收缩，而右眼内直肌和左眼外直肌接受神经抑制冲动发生松弛。

二、Hering 法则

1879年由 Hering 提出，又称为神经等量支配定律，双眼运动时，双眼同时得到强度相等、效果相同的神经冲动，神经冲动的强弱由注视眼决定。临床上如果一条眼外肌功能不足，为了增强此肌肉的作用，脑中枢就发出加大量的神经冲动，同样也传递到其正常的配偶肌，因而引起配偶肌功能亢进，表现为麻痹性斜视所出现的第二斜角大于第一斜角（第一斜视角：健眼注视，斜眼的斜视角；第二斜视角：斜眼注视，健眼的斜视角）。例如双眼向右侧转动时，配偶肌右外直肌和左内直肌从眼球运动中枢接受到等量的神经冲动而发生收缩。

三、Donder 法则

1847年由 Donder 提出，当头的位置固定时，不论眼球向任何斜方向注视所达到的结果和途径与该人意志无关，即不论由第一眼位经任何径路方式到达第三眼位，必有与该方向相应的且不变量的旋转角（在临床上把眼球处在向正前方注视的位置称为原在位或第一眼位；向上、下、左、右的正直方向转动后所处的位置称为第二眼位；向四个斜角转动方向所处的眼位称为第三眼位）。此法则与 Listing 法则相互关联。

四、Listing 法则

当眼球从原在位向任意位置运动，眼球可以采用两种方式，即可以同时作水平行为（环绕垂直轴）和垂直行为（环绕水平轴）来达到一个特定的运动位置，这个特定的运动位置也可以经环绕此外的一个扭转轴只作一次扭转行为所达到。从第一眼位到达任何眼位的眼球运动不是围绕着视线所进行的旋转，而是由视线轴与运动轴位置变化所引起的。例如从第一眼位到达第三眼位眼球运动是眼球以 Listing 平面内一个轴为中心进行旋转的（Listing 平面：令眼球保持向5m处正前方注视，此时假设有一个与旋转中心相交的头部矢状面，而此平面恰好与眼球赤道面相一致，这个平面就叫 Listing 平面）。

第四节　眼球运动的特征与近反射

一、同向运动

同向运动（version）指双眼同时向相同方向运动。

二、异向运动

异向运动（vergence）指双眼同时向相反方向运动，包括集合与散开。

三、注视运动

注视运动（fixation）指将眼的黄斑中心凹对准注视目标，由视觉兴趣和注意力刺激产生，其维持时间为 150～400 毫秒。注视期间，保持对注视目标稳定的固视并不是绝对没有眼球运动。注视时有三种类型的眼动产生：快速的颤动、微扫视和慢速的漂移。颤动为一不规则、高频率的运动（30～70 次／秒），运动幅度约为 20″视角；微扫视幅度为几分视角，除振幅较小外，与扫视相似。漂移则为微扫视运动之间存在的一些较慢的、不规则的偏移运动，范围可达 6′视角。

四、扫视运动

扫视运动（saccadic movement）指当眼球从某一目标移向另一目标时，为使新的目标迅速地投射到黄斑中心凹上，而出现的一种快速的同向运动。它是骤发的急速的眼位转动，能使视线快速对准目标。扫视运动受上丘及额叶控制。

扫视运动分为随意性扫视运动、反射性扫视运动和自发注视性扫视运动。扫视运动的潜伏期极短，速度极快，准确度高，但疲劳时其准确性下降。

引起扫视运动的刺激有：①视觉目标；②听觉；③本体觉；④想象性目标。所有上述刺激的方向都转移成头位中心方向。

异常的扫视运动有：高位异常引起的注视麻痹、视觉忽视及注意力障碍；中位异常为上丘病变引起的表达性扫视丧失；低位异常引起的脉冲／阶梯异常和辨距不良。

五、跟随运动

跟随运动（pursuit movement）指当运动的物体被视觉所感知，为了使物像不离开黄斑中心凹，维持其注视状态，眼球运动呈追随状态，随着目标的移动而移动。

跟随运动仅与运动物体有关，而声音、运动感和想象运动均为无效刺激。跟随运动受年龄、注意力和目的性的影响。跟随运动的潜伏期极短，可与扫视运动相比，但速度慢于扫视运动。在追随运动中常夹杂扫视运动来加以修正，此种运动受大脑枕叶控制，是与使目标始终保持在黄斑中心凹上的功能相关联的。由于跟随运动仅与运动物体有关，所以它不同于扫视运动，与阅读学习关系不大，而在体育运动和驾驶等活动中却起了重要的作用。

疾病所致的跟随运动异常：后顶叶皮层病变导致对目标的忽视，额叶眼区病变导致预计不能，下通道和运动通道病变和中毒导致跟随运动失准，如：酒精中毒、吸毒和老年痴呆等。弱视和幼儿内斜视可导致功能性跟随运动异常，如失准和眼球震颤。

六、近反射

近反射（near reaction）指当双眼由远向近注视时，出现调节、集合和瞳孔缩小三联反射。

知识拓展

眼运动与阅读

研究者和临床工作者一向强调运动与阅读之间的关联性。在阅读时有三种重要的眼运动：扫视运动、注视和返回运动。扫视运动约占 10% 阅读时间，每次约扫视 8~9 字距，即 2° 视角。所需时间与扫视距离成比例，2° 需 25~30 毫秒，5° 需 35~40 毫秒。在扫视运动之间，眼相对静止，为注视性中止。正常阅读者需 200~250 毫秒。同一阅读者在不同时间和不同读者之间在阅读时的眼运动有很大差异，扫视运动可以从 2 字距至 18 字距，注视时间可从 100 毫秒至 500 毫秒。第三种与阅读有关的重要眼运动为返回运动，从右至左的运动，其占熟练阅读者 10%~20% 的时间，其实返回运动也是用扫视运动。

由于眼运动缺乏与阅读有显然的关联，故有无数相关的研究。有两种基本观点：①眼运动障碍可导致阅读能力低下，研究发现不熟练阅读者比正常阅读者的注视时间和返回时间要长；②引起阅读障碍和语言能力不足者，会出现随机的不熟练的眼运动，可见阅读困难本身也会导致错误的不协调的眼运动。实际上，综合上述两种观点，可能更为正确。在某些病例中，注视和扫视能力可能是影响儿童快速而舒适阅读并理解的主要因素，而在另一些病例中，眼运动功能不足可能是阅读能力低下的反映。

另一重要因素是在阅读时眼运动与更高级的认知过程包括注意力、记忆和应用视觉信息有着相互影响。治疗眼运动障碍可改进注意力的集中。

临床经验和研究发现，眼运动障碍很少单独存在，而是伴有调节、双眼视觉功能和视觉感知功能的异常。因此，治疗眼运动功能不足的同时要治疗其他的障碍。

（李　兵）

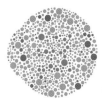

第二章　双眼视觉生理

学习目标

1. 掌握：双眼视觉产生的条件、三级视功能；异常双眼视觉。
2. 熟悉：视网膜对应与生理性复视。
3. 了解：双眼视觉的发育、双眼视觉的生理基础。

第一节　双眼视觉概述

双眼视觉（binocular vision）指外界同一物体分别投射到双眼的黄斑中心凹，经大脑视觉中枢加工整合为单一立体物像的生理过程。

双眼视觉是认识环境的一种高级的、最完善适应的表现，是动物由低级到高级发展过程中进化出的。由于人类存在双眼视觉，能更正确地获得有关的位置、方向、距离和物体大小概念，同时产生了立体视觉，能正确判断自身与客观环境之间的位置关系。

一、双眼视觉的发育

双眼视觉发育是从出生后逐渐开始的，双眼同时注视开始于生后1个半月到两个月，双眼视觉发育的敏感期一般认为在生后3～5个月，1～3岁时有一个峰值，并且发育一直持续到6～9岁。

二、双眼视觉的生理基础

正常的双眼视觉建立在感觉功能、运动功能和整合功能的基础之上。

（一）感觉功能

感觉功能是人眼最基本的功能，主要是接收外界刺激，包括光感、形状、颜色及影像刺激。

（二）运动功能

眼球运动功能主要是通过眼外肌协同作用，保证双眼始终保持目标成像在视网膜黄斑中心凹，保证双眼单视的建立。眼球的运动根据其追踪目标的位置及距离可分为同向运动和异向运动。双眼在追踪运动中的物体时，眼球会向同一个方向转动，以保证目标始终落在视轴焦点上，双眼这种向同方向转动的行为称为同向运动。双眼由注视远距离目标转换为注视近距离目标或注视由远至近移动的目标时，双眼会同时向内转动（集合）；当眼睛由近向远转换注视时，双眼又会向外展开（散开），这种双眼向相反方向运动的行为称之为异向运动。异向运动保证了观察不同距离目标时，双眼视轴始终在目标物上形成视轴焦点，建立正常的双眼单视。

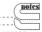

（三）整合功能

大脑将两眼感觉功能所收集到的视觉信号，融合成单一的像。

三、双眼视觉产生的条件

双眼视觉是在进化过程中获得的一种非常精细和复杂的高级生理功能，其产生必须具备以下条件。

（一）知觉的

1．两眼视知觉正常或近似，两眼所接受物像在形状、颜色、大小、明暗需要一致或近似。

2．具有单眼黄斑注视目标能力。

3．双眼能同时感知外界同一物体的形象。

4．两眼的黄斑部具有共同的视觉方向，即两眼视网膜的对应关系正常。

5．双眼具备融合力，能将落在视网膜非对应点的物像，通过感觉性及运动性融合调整到视网膜对应点上。

（二）运动的

双眼眼球运动正常，又必须协调一致，使双眼所接受的物像时刻落在双眼黄斑中心凹上。注视远方时两眼视线能达到平行；注视近物时，两眼要与所用调节协调地行使集合与分开。向侧方作跟随运动时，两眼能始终以相同速度和幅度同时运动。

（三）中枢的

1．两眼视野重叠部分必须够大，使注视目标能随时落在双眼视野内。

2．视神经、视交叉和不交叉纤维及视中枢发育正常，能接受从视觉及其他感觉器官来的信号，并加以综合、分析，通过传出系统自主地或反射地调整双眼位置，协调一致。

第二节　三级视功能

双眼视觉是一个完整的生理功能，在临床上为了诊断和治疗的方便，将其分为三级。即同时视、融合及立体视觉。

一、同时视

同时视（simultaneous perception）指两眼能同时看一个东西，即在两眼视网膜上的物像能同时被感知。这是双眼视觉形成必须具备的最基本条件。在同视机上用两个完全不同的画片（如老虎和笼子）进行同时视检查，如能同时看到老虎和笼子，并能将老虎送进笼子即为有同时视。此类画片又分为黄斑周围型（10°）、黄斑型（5°）和中心凹型（3°）。如果被检者仅能看到老虎或笼子，则说明无同时视，一眼有抑制。

二、融合

融合（fusion）是大脑将来自两眼相同物像综合在一起，而仅感知为单一完整物像的能力；是在具有双眼同时知觉的基础上，把来自两眼视网膜对应点上的物像综合为一个完整像的功能。同视机检查时，所使用的融合画片，部分相似部分不相似（控制点）图形组成的一对画片检查。能维持融合的限界称为融合范围，一般可以作为双眼视觉功能的标志。

融合功能分为感觉性融合和运动性融合。感觉性融合是将来自于双眼视网膜对应成分的视觉兴奋整合成为单一像的生理过程。其形成需要两眼物像投射到视网膜对应位置，而

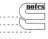

且物像的大小、亮度以及清晰度是相似的。运动性融合指双眼通过聚散运动,使双眼视网膜对应点重合保持一致的能力。感觉性融合与运动性融合二者不是截然分开的,感觉性融合的稳定性依赖于正常的运动性融合。

三、立体视觉

立体视觉(stereopsis)又称深度知觉,是独立存在的双眼视觉的最高形式,水平视差是形成立体视觉的基础。

人的双眼视轴并非平行,而是存在略向内倾斜,由于双眼之间的水平分离(瞳距),使双眼看外物时视网膜成像有轻微的差别,经过大脑的处理,产生一个三维立体的感觉图像。立体视觉的发生是由视网膜上的水平视差引起的,而垂直视差不能产生立体视觉的效果。虽然仅有单眼的人可凭借平日生活中累积的经验、物体的大小、远近和产生的阴影等线索获得深度觉,但这些远不能与双眼视差所引起的精确完善的立体视觉相比拟。

立体视觉的检查,国内多使用颜少明、郑竺英的随机点立体视觉检查图,国外使用较多的为 Titmus 立体视觉检查图、TNO 立体视觉检查图、Lang 立体视觉检查图等。

第三节 视网膜对应与生理性复视

一、视觉方向

视网膜成分具有向空间投射的方向性,黄斑中心凹的视觉方向是正前方,在它鼻侧的视网膜成分投射到颞侧空间,上方投射到下方空间。黄斑中心凹对应正常才能具有共同的视觉方向。

二、视网膜对应

两眼有相同视觉方向的视网膜成分称视网膜对应,双眼视网膜对应点之间的关系称视网膜对应关系,或称视网膜对应成分,即在共同注视方向上引起的双眼视觉空间的两个视网膜成分。双眼视网膜成分所特有的共同注视方向的各点为视网膜对应点。如图 2-1 所示,将双眼比做两个球,给这两个球画上经线和纬线,两个球的中心(相当于黄斑中心凹)位置相对应,一为 F_1,另一为 F_2,F_1 和 F_2 为中心,将两个球重叠,在其上下及两侧各经纬线都各自形成对应关系。位于 Panum 区内的物体刺激视网膜对应点,才能被感知成一个影像。正常视网膜对应一旦牢固建立就维持到视觉发育成熟,而不发展成异常对应。

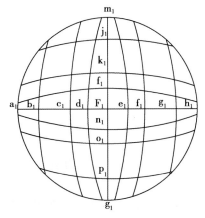
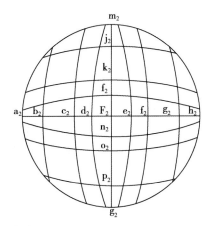

图 2-1 视网膜对应关系

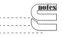

三、双眼单视圆与 Panum 区

根据 Vieth-Mueller 的观点,通过注视点及两眼结点所画的圆称为双眼单视圆(horopter)。在此弧面上的每一物体都将在两眼视网膜对应点上成像,并被感知为单一物像,弧面的中心即是两眼黄斑中心凹的视觉投射方向。由于注视距离不同,这样的圆弧面有无限个,距离越近弧度越大,距离越远则弧度越小,即越接近平面。

Panum 提出,一眼视网膜上的任何一点在另一眼视网膜上的对应,实际上是一个小圆或一个小的区域,凡是在两眼的这一小区内受刺激,均可产生双眼单视。在双眼单视圆的远近一定距离内,均产生双眼单视,此即 Panum 融合区。凡在 Panum 区内的物体,非但不呈复像,而这种轻微的差异是形成立体感的生理基础。此距离在正前方很小,越往周边部则越宽。在此区域的界限之外的物体均被看成两个,即生理性复视(图 2-2)。

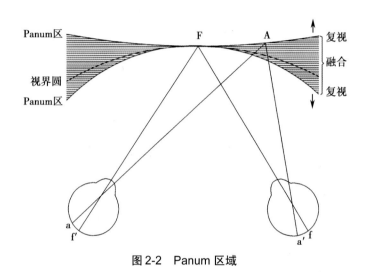

图 2-2　Panum 区域

四、生理性复视

两侧中心凹注视空间一个物体,则视轴就在该物体处相交叉并看到一个单像。位于 Panum 区的物体刺激视网膜对应点,才能被感知成一个物体。位于 Panum 区外的物体刺激视网膜非对应点,从而产生两个物像。这种由于物体位于 Panum 区外而引起的复视称为生理复视。比注视点近的物体由于刺激双眼颞侧视网膜而产生交叉性复视。比注视点远的物体刺激双眼鼻侧视网膜而产生同侧性复视。生理性复视通常并不感知。

生理性复视很容易证明:在一张白纸上画一个圆,并将白纸置于距双眼中心 45cm 处,再置一手指于眼前 15cm 处,并使圆和手指在同一直线上。此时当注视远侧圆的时候,近处手指变为两个,闭右眼时左侧像消失,闭左眼时右侧像消失,此为交叉性复视(图 2-3A)。当注视近侧手指时,远侧圆变为两个,闭右眼时右侧像消失,闭左眼时左侧像消失,此为同侧性复视(图 2-3B)。

生理性复视是双眼视觉的基本特性,对生理性复视的正确运用有重要意义。在检查双眼视觉功能时,存在生理性复视说明患者有同时使用双眼的能力。如果受检者不能看到生理性复视,提示存在单眼抑制。在正位视训练中,生理性复视是训练脱抑制,恢复双眼视觉的重要方法。

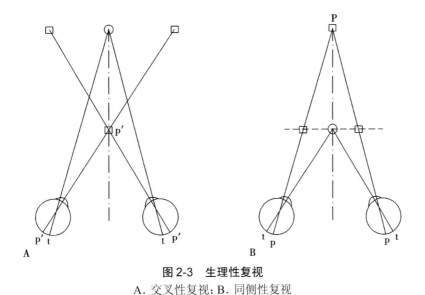

图 2-3 生理性复视
A. 交叉性复视；B. 同侧性复视

第四节 异常双眼视觉

当存在显性眼位偏斜时，视网膜对应成分不再指向同一个物体，患者就会出现复视和混淆视，其后果可以概括为两方面：一方面为知觉性代偿，通过视觉抑制和建立异常视网膜对应关系来达到消除复视和混淆视；另一方面为通过运动性代偿，改变肌肉的紧张力或借助于代偿头位及加大复像间距离以避免干扰。

一、复视

斜视后，外界同一物体投射在两眼视网膜非对应点上，即投射一眼黄斑中心凹和另一眼的中心凹以外区域视网膜，中心凹的物像在正前方，中心凹以外区域视网膜的物像在另一视觉方向上，因此一个物体被感知为两个物像，称为复视（diplopia，图 2-4A）。

二、混淆视

斜视后，外界不同物体分别投射在两眼黄斑中心凹，两个不同的物像在视皮质无法融合，称为混淆视（confusion，图 2-4B）。

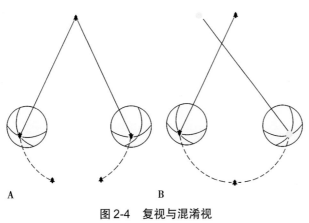

图 2-4 复视与混淆视
A. 复视；B. 混淆视

三、异常视网膜对应

斜视后（主要发生在内斜视），主导眼中心凹与斜视眼中心凹外视网膜产生新的对应关系，称为异常视网膜对应（anomalous retinal correspondence，ARC）。斜视后两眼黄斑中心凹具有不同的视觉方向，异常视网膜对应是使双眼重新具有共同视觉方向的适应性改变。

异常视网膜对应临床分为和谐性异常视网膜对应及不和谐性异常视网膜对应。

1. 和谐性异常视网膜对应 又称一致性异常视网膜对应。患者选用和斜视角一致的视网膜成分与主导眼黄斑中心凹对应，斜视眼与主导眼重新取得一致的视觉方向。两眼在此基础上产生周边融合并有粗的立体视功能。主要见于微小斜视（小于8PD）和小角度内斜视（15PD左右）。患者在异常视网膜对应基础上具有一定的双眼单视功能。这类斜视不提倡手术矫正，术后效果不稳定，回退现象严重。

2. 不和谐性异常视网膜对应 即不一致性异常视网膜对应。患者选用零度和斜视角之间的视网膜成分与主导眼对应。这类异常视网膜对应不能实现斜视眼与主导眼建立新的平行的视觉方向的目的，也不能直接消除复视和混淆视。因此，还要建立抑制区以解除干扰。这种形式的异常视网膜对应见于大角度的内斜视。患者没有任何形式的双眼视觉功能，但是手术矫正效果稳定。

四、抑制

在两眼同时注视的情况下，主导眼看清物体时，为克服复视和混淆视，另一眼的周边视网膜和中心凹分别被抑制（suppression）。两眼分别检查视力时，最佳矫正视力正常或两眼视力平衡（图2-5）。

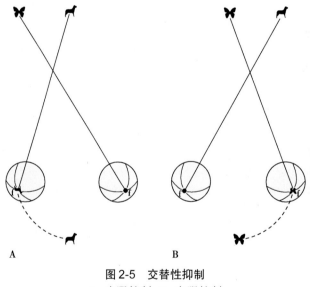

图 2-5 交替性抑制
A. 右眼抑制；B. 左眼抑制

（李 兵）

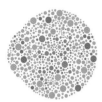

第三章　眼部相关检查

学习目标

1. 掌握：视力检查的各种方法以及注视性质的检查和判断。
2. 熟悉：对不同年龄婴幼儿视力的客观评估和判断。
3. 了解：影响视力检查的各种因素。

斜视与弱视的眼部相关检查重点包括视力/矫正视力以及注视性质。首先针对不同年龄的婴幼儿的视力要有客观评估，了解视力检查的各种方法；对视力低下患者要分析是否是功能性视力低下。其次对患者注视性质要分析判断准确，这对斜视弱视诊断、双眼知觉状态判断以及治疗、预后有着重要意义。

第一节　视　力　检　查

一、视力及视力检查

人类通过眼睛感知外界物体大小，这种感知能力就是视力（visual acuity，VA），它决定于外物在视网膜上成像的大小和视网膜光感细胞的感知能力，也就是眼睛能够分辨外界二物点间最小距离的能力，以最小分辨角来衡量。人们习惯用视角的倒数来表达视力。

视力检查包括远视力检查和近视力检查两部分。近视力和远视力检查均应先检查裸眼视力；对于裸眼视力小于 1.0 者，需检查戴镜矫正视力；无矫正眼镜者应进行验光检查其矫正视力，或者在眼前加针孔板测量小孔视力。通过远近视力检查可以初步判断患者的屈光状态及有无弱视等视力异常情况。

（一）远视力检查

远视力指人眼辨别 5 米及 5 米以外最小物像的能力。视力是指人眼辨别最小物像的能力。远视力表有很多种，国内常用的是 E 字视力表，对年幼儿童也可应用儿童图形视力表。分别行两眼检查，一般是先右眼后左眼。一般要用排列成行的视标进行视力检查，对年幼儿童也可以用单个视标进行检查，此时记录检查结果时需要注明为单个视标检查。

对于某些特殊的患者，不仅要进行单眼视力检查，还要进行双眼视力检查。如对有隐性眼球震颤的患者，当遮盖一眼时，可诱发另一只眼产生眼球震颤而影响视力检查的准确性。双眼视力检查避免和减少诱发隐性眼球震颤，查得的视力可比单眼遮盖所查的视力明显提高。眼球震颤患者双眼视力检查的方法为保持双眼同时睁开，在一眼前增加足够屈光力的正球镜使之雾视（如眼前置 +6.00～+8.00 的远视片），进而检查对侧眼的实际视力。冲动性眼球震颤患者因存在慢相和快相，头位常偏向快相方向，并存在一定的中间带。因此，对眼球震颤患者不仅查单眼视力，也要查双眼视力，不仅需要对其检查双眼正前方视力，还

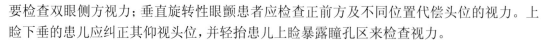

要检查双眼侧方视力；垂直旋转性眼颤患者应检查正前方及不同位置代偿头位的视力。上睑下垂的患儿应纠正其仰视头位，并轻抬患儿上睑暴露瞳孔区来检查视力。

由于斜视和弱视患者多为儿童，其视力检查不仅仅是查视力表，而应包括其他主观与客观视力评估方法以及儿童注视力的评估。

（二）近视力检查

近视力是在阅读距离能辨别微小视标的视觉能力。近视力检查多采用 Jaeger 近视力表和标准近视力表。除了未矫正的老视眼以外，近视力通常等于或优于远视力。大部分弱视患儿的近视力低于正常人。

（三）视力检查的影响因素

1. 眼的解剖因素 视网膜上光感细胞的密度、位置和分布决定了视力最小分辨角。

2. 视网膜上的模糊环 外界物体聚焦在视网膜上形成的模糊环。模糊环越小，也就是越接近成焦点，视力越好；模糊环越大，也就是形成焦平面，视力越差。模糊环由两个因素决定：屈光状态和瞳孔大小。

3. 像差 眼睛的像差包括眼镜片像差、角膜像差和晶状体像差等。主要是球差和色差。

4. 照明和视标亮度 照明视力表和视力检测环境应该有比较标准统一的照明系统。如亮度太强，瞳孔缩小，可致景深增加而提高视力；也可以因为瞳孔缩小减少光亮降低视力。同时，不同方向照明会影响视力表的对比度或引起人眼的眩光感觉。

5. 对比度 视标本身颜色深度和背景颜色的关系。屈光间质不清，如白内障，会使对比度下降，影响视力检查。

6. 拥挤现象 由于周围轮廓的作用使得单个视标比多个视标更容易分辨。所有的眼睛均有该现象，但在弱视和严重黄斑病变的人群中特别明显。

7. 人的正常视力随年龄增长而变化，这些改变与年幼时的神经解剖发育、少年儿童时代的屈光改变以及认知力的改变有关。

二、特殊情况的视力定性检查

婴幼儿的智力和表达理解能力发育不完善，或一些发育迟缓合并其他疾患的大龄儿童，常采用一些客观检查法对其进行视功能评估。

1. 注视和跟踪注视 使用小光源或色彩鲜艳玩具观察婴儿能否注视或跟踪注视。

2. 注视试验 有单眼注视试验和双眼注视试验。单眼注视试验是遮盖一只眼观察患儿另一只眼注视目标时的位置（中心注视、偏心注视）、注视持续的时间，由此评估患儿注视性质、能力和质量。双眼注视偏爱试验常用于斜视、弱视患儿两眼视力的比较。在双眼注视偏爱试验前应先评估单眼注视力。

3. 直接定位取物实验 将不同大小的玩具或糖果散乱放置地板上，视力差的婴儿会表现出随机用手摸索着取东西，而视力正常的婴儿则会对自己感兴趣东西直接去取。该实验需要仔细观察婴儿的行为。

4. 视动性眼球震颤（optokinetic nystagmus，OKN） 是将特定频率黑白相间的垂直光栅条纹或正方形格子做成鼓，在婴幼儿眼前慢慢水平转动。正常婴幼儿眼球会跟随注视，然后产生急骤的矫正性逆向运动，眼球跟着转动时称为眼球震颤的慢相，待不能继续追随转动而产生逆向性运动时称为眼球震颤的快相。医师观察婴幼儿的双眼是否转动并注意双眼是否为同时协调运动。逐渐增加光栅条纹频率，观察婴幼儿眼球，若无视动性眼震发生，则上次的条纹频率就是其视力。视力根据条栅宽窄应用视角分析法计算出来。如图 3-1 所示为使用视动性眼震仪（也叫条纹鼓）进行视力检查。

5. 视觉诱发电位 视觉诱发电位(visual evoked potential,VEP)是在适宜的视觉刺激条件下,所记录到的皮层视区电位变化,是相对较客观的检查方法。根据刺激类型婴幼儿的 VEP 记录方法分为闪光视觉诱发电位和图形视觉诱发电位。

(1)闪光视觉诱发电位(FVEP)检查:可以判断不配合检查的患儿是否有光感以及双眼是否发育相同。

(2)图形视觉诱发电位(PVEP)检查:波形较稳定,变异小,临床应用较多。可将其 p100 波作为判断婴幼儿视功能发育的客观指标。

(3)扫描视觉诱发电位(SVEP):近年来应用于视力评估,它可快速、定量地测定"视皮层视力",而双眼总和视觉诱发电位可测定视皮层的双眼视功能。

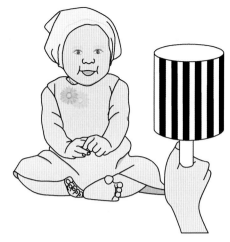

图 3-1 用 OKN 条纹鼓评估婴儿视力

三、特殊情况的视力定量检查

1. 优先注视法 选择性优先注视卡(preferential looking,PL)是根据婴儿观看带有图像的画片要比无图像一致的画面更有兴趣,将各种不同宽度的黑白条纹卡依次与一张无图纹卡同时呈现在婴儿眼前,婴儿眼睛会向有条栅的圆圈卡的方向转动。当条栅逐渐变细,婴儿无法观察到两个圆圈卡是否有区别,就不会偏向注视条栅卡。记录能引起婴幼儿注意的最窄的条纹,换算成视力值。该方法测得的视力较为可靠,缺点是测试时间较长(需 20～30 分钟)。对 2 岁以下儿童不易测单眼视力。PL 不适用于眼球震颤患儿的视力评估(图 3-2)。

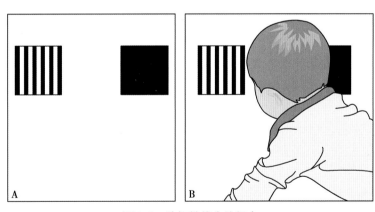

图 3-2 选择性优先注视卡

2. 视敏度卡 视敏度卡是基于 PL 的原理,采用分级的条栅快速评估婴幼儿视力的一种方法。常用的视敏度卡有 Keeler 视敏度卡和 Teller 视敏度卡。可用于检查从婴儿到较大年龄儿童的视力,是语前儿童的一种视力筛查方法。视力测试的范围从 0.005 到 1.0(图 3-3)。

3. 婴幼儿视力的主观检查方法(认知视力) 对比较配合的儿童可采用视力表进行主觉视力检查。根据儿童认知和配合情况,可分

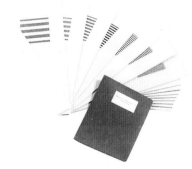

图 3-3 Teller 视敏度卡

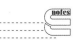

别采用图形视力表、数字视力表、字母视力表或 E 字视力表进行检查。Lea-screener 图形视力表适用于 18 个月以上的幼儿；Landolt C 视力表（图 3-4）更适合于较大幼儿视力的检测；3 岁小儿可用儿童图形视力表；4~5 岁以后可使用字母或 E 字视力表；HOTV 字母匹配视力测试卡（图 3-5）测试灵敏度高，适合 3~4 岁幼儿。由于婴幼儿表达和理解能力的差异，所测得的主观视力常低于实际视力。

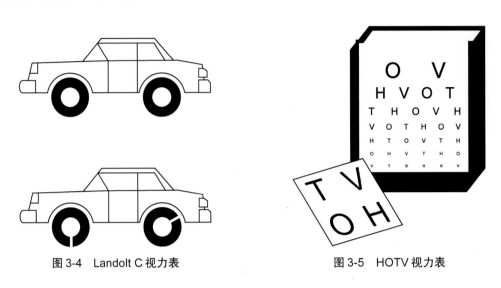

图 3-4　Landolt C 视力表　　　　　　　　　　　图 3-5　HOTV 视力表

四、婴幼儿视力发育及评估

婴幼儿出生后，视力也随着时间在发育，黄斑中心凹在出生后几个月才成熟。在出生后 12 个月内，光感知能力达到成人水平。3 周内是视力发育的关键期，1 周岁内呈轻度远视状态，4~8 周岁视力基本达到成人水平。婴儿 5~6 周能短暂固视，3 周~5 个月注意熟悉面孔，特别是对靶心形和圆形有强烈偏好。双眼视觉发育从出生后 6 个月持续到 6 岁左右，最重要在 2 岁左右。婴幼儿的散光发生率一般较成人高，到 6 个月以后发生率下降。婴幼儿视力检查很重要，早期发现视力问题从而在视觉发育早期进行相应处理，减少弱视的发生和发展。因此，熟悉掌握婴幼儿各阶段视觉功能发育、屈光状态和视力有着重要意义。婴幼儿视觉功能发育时期、正常视力和低常视力范围见表 3-1，表 3-2 为婴幼儿视功能评估表。

表 3-1　各月 / 年龄婴幼儿正常视力和低常视力范围

月 / 年龄	视力	低常视力
2~3 个月	0.01~0.02	
4~5 个月	0.02~0.05	
6~8 个月	0.06~0.1	
9~12 个月	0.1~0.15	
1 岁	0.2~0.25	
2 岁	≥0.5	
3~4 岁	~0.7	<0.6
4~5 岁	≥0.8	≤0.6
≥5 岁	1.0	<0.8

注：低常视力不等于视力异常，可逐步发育至正常

表 3-2　婴幼儿视功能的检查方法和评估概述

推荐年龄	检查方法	疑似异常
出生至 3 个月	红光反射	异常或双侧不对称
	瞬目反射	没有
	婴儿旋转试验	眼球震颤持续较久
3～6 个月	注视和跟随检查	检查配合的婴幼儿不能注视和跟随
	红光反射	异常或双侧不对称
	瞬目反射	没有
	婴儿旋转试验	眼球震颤持续较久
	Catford 鼓	无视动性眼球震颤
6～12 个月	单眼注视和跟随试验	不能注视和跟随
	交替遮盖试验	双眼分别注视不平衡
	角膜映光反射	双眼不对称
	红光反射	异常或双眼不对称
	Catford 鼓	无视动性眼球震颤
1～2 岁	优先注视卡	不会向条栅视标转动、注视
	婴幼儿球体视力测试	不能观察或捡到要求的球体
	图形配对	无法辨认
	Teller 视力卡片	不能注视相应年龄对应的卡片
3 岁左右	视力表（单眼）	0.4 或更差，或双眼视力差 2 行
	角膜映光反射	双眼不对称
	遮盖 - 去遮盖试验	眼再注视运动不好
	红光反射	异常或双眼不对称
5 岁左右	视力表（单眼）	0.5 或更差，或双眼视力差 2 行
	角膜映光反射	双眼不对称
	遮盖 - 去遮盖试验	眼再注视运动不好
	红光反射	异常或双眼不对称
5 岁以后每 1～2 年	视力表（单眼）	0.7 或更差，或双眼视力差 2 行
	角膜映光反射	双眼不对称
	遮盖 - 去遮盖试验	眼再注视运动不好
	红光反射	异常或双眼不对称

第二节　屈光不正的检查

一、主观验光

依赖于被检者的主观感觉来确定其眼屈光状态的验光方法为主觉验光。传统的主观验光法为插片验光法，目前已渐被综合验光仪验光取代。内斜视、弱视、14 岁以下儿童及存在双眼视功能缺陷者，不适合进行主观验光。对于大于 14 岁伴外斜视患者，或近视性屈光不正患者，可以在自动电脑验光仪验光的基础上进行主观验光。

二、客观验光

通过对睫状肌麻痹，排除调节因素对眼屈光状态的影响而获得眼在调节静止状态下屈光不正度数。有时需做睫状肌麻痹验光。由于麻痹睫状肌的药物同时伴有散大瞳孔的作用,过去常称为"散瞳验光"。目前国内常用睫状肌麻痹剂包括 1% 硫酸阿托品、1% 环戊通以及复方托吡卡胺。临床上根据患者情况不同,采用不同的麻痹剂和用法。

目前对婴幼儿屈光状态的客观检查方法主要是睫状肌麻痹检影验光。睫状肌麻痹药物的选择 1% 硫酸阿托品眼膏点眼 3 天,每日 3 次,第 4 天验光,其所得的屈光结果仍存在调节成分。某些特殊的患者也需要行睫状肌麻痹验光,如首次进行屈光检查的儿童、需要全矫的远视者;尤其是伴有弱视者、有内斜者、有视觉疲劳症状的远视成人等。

睫状肌麻痹的验光结果提供了人眼屈光状态的真实信息,但其结果不能作为最后处方。其他的检查包括斜视的检查、注视性质检查与 VEP 检查的异常均有助于诊断。由于儿童的视觉处于不断的发育过程中,屈光状态不断变化,一般 3～6 个月定期随访,6～12 个月要重新验光,如有较大变化,重新开具眼镜处方。

第三节　注视性质的检查

使用黄斑中心凹注视称为中心注视;单眼发生抑制后只要该患者的定位功能未发生变化,就仍能保持中心注视。当黄斑部抑制逐渐加深,其视网膜空间感知能力将发生变化,转用中心凹外的视网膜代替中心凹,称非中心注视。根据其视网膜注视点的部位,可以将非中心注视分为旁中心凹注视、旁黄斑注视、周边注视及游走性注视。

临床上常用直接眼底投射镜检查黄斑中心凹的位置以确定患者的注视性质。检查时,检查者用直接检眼镜将带有同心圆图案的光斑投射到患者视网膜上,嘱患者注视同心圆中心的标志。根据投射到视网膜上的同心圆中心标志与黄斑中心凹位置的关系,将注视性质分为 4 型(图 3-6):①黄斑中心凹注视:黄斑中心凹恰好落在投射镜同心圆的中心标志中央。如果中心凹在该标志上轻微移动但不出标志范围,则为不稳定中心注视;②旁中心凹注视:中心凹落在同心圆中心的标志外但在 3° 环内;③旁黄斑注视:中心凹落在同心圆 3° 环与 5° 环之间;④周边注视:投射镜同心圆落在黄斑边缘部与视盘之间。

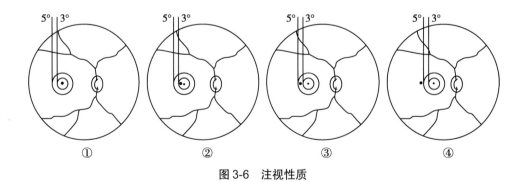

图 3-6　注视性质

斜视、弱视患者注视性质检查对其预后估计及指导治疗有重要临床意义。中心注视是弱视患者获得正常视力的基础,多数屈光参差和屈光不正性弱视都有不稳定的中心注视,经过治疗后可转为稳定的中心注视。但如果患眼不能转变为中心注视,则视力进步的可能性很小。旁中心注视可以是水平位的,也可以是垂直位的;可以是稳定性的,也可以是游走性的。一般来说,注视点离黄斑中心凹越远,弱视眼的视力越差。游走性旁中心注视多见于眼球震颤,预后比稳定性旁中心注视者要好。

知识拓展

斜视与弱视检查处理流程图

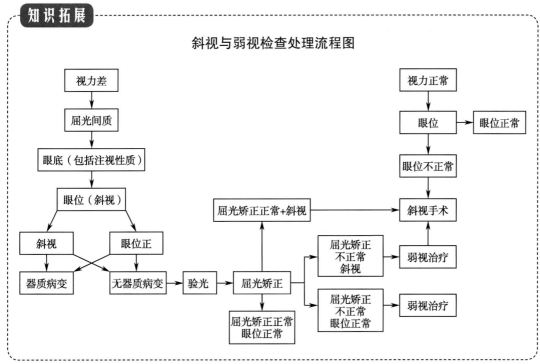

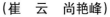

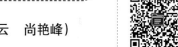

（崔　云　尚艳峰）

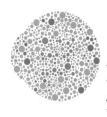

第四章 非斜视性双眼视觉功能异常及处理原则

学习目标

1. 掌握：调节、聚散、功能性眼运动异常临床表现、处理原则；调节、聚散、眼运动功能的检查。
2. 熟悉：非斜视性双眼视觉功能异常的常见处理方法；各视觉训练方法的基本原则、特点。
3. 了解：视觉训练方法的分类。

双眼视觉功能是指通过双眼协调、准确、均衡地运动，使外界物体同时成像在双眼视网膜对应区域，主要是黄斑部，形成两个有轻微差异的物像，通过视路传送至大脑，在大脑皮质高级中枢进行分析、整合、加工，形成一个有三维空间深度感的完整物像的过程。该功能是对环境的一种最高级最完善的适应，让人们能够更准确地获取位置、距离、方向以及物体大小的感知，并拥有了精细视觉，是人类生存、生活和有效工作的基础。一切影响双眼视觉平衡及眼运动的知觉性、运动性及中枢性异常都会导致双眼视觉功能异常，产生眼部不适、头痛、复视、阅读不能持久等一系列非特异性的视疲劳症状。

非斜视性双眼视觉功能异常是临床常见的异常类型，主要包括聚散功能、调节功能及功能性眼运动异常。

第一节 调节功能异常

调节（accommodation）是指通过改变眼屈光系统的屈光力以使不同距离的目标清晰成像于视网膜，从而看清不同距离目标的能力。临床上主要从调节幅度、灵活度、调节反应以及正负相对调节四个方面评价调节功能，具体检查方法参见本系列教材《眼屈光检查》。

调节功能异常是常见的视功能异常，分为调节不足、调节过度、调节疲劳、调节灵活度不足四类。

一、调节不足

调节不足（accommodative insufficiency）是指调节幅度低于同年龄组正常应具有的下限值。一般情况下，当调节幅度比同年龄组最低调节幅度小 2D 或以上时，被认为有临床意义。调节不足为调节功能异常中最常见的问题，由于患者对调节刺激反应困难，调节产生不足，因而出现视疲劳等症状。

1. 症状

（1）长时间近距离工作后视觉疲劳、困倦。

（2）视近物模糊，有时视远不清。

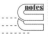

（3）与近距离工作相关的头痛、眼眶牵拉感、眼肌紧张感。

（4）阅读时无法集中注意力、聚焦困难。

（5）眼干、畏光、流泪等症状。

（6）不能长时间视近，希望尽可能避免近距离工作。

2．体征　患者对各种调节刺激的反应均下降。

（1）调节幅度低于同年龄组正常值。

（2）正相对性调节低于正常值。

（3）单眼及双眼调节灵活度低于正常，负球镜通过困难。

（4）近距离有时表现为内隐斜或外隐斜。

（5）MEM 及 FCC 检查结果偏高（正值增加）。

（6）假性集合不足：调节不足，调节性集合减少，表现为集合不足的特征。

3．治疗原则

（1）矫正屈光不正。

（2）合理安排工作时间和强度。

（3）视觉训练：镜片阅读、镜片排序等，同时结合聚散功能训练，如 Brock 线、偏振立体图、裂隙尺训练等。

（4）附加正球镜予以改善患者症状。

二、调节过度

调节过度（accommodative excess）是指患者由于调节不能放松，调节反应超过调节刺激而引起的一系列视疲劳症状。患者在做任何需要放松调节的工作时都有困难。一些学者认为调节过度与睫状肌痉挛、调节痉挛、反射痉挛和假性近视相关。

1．症状

（1）近距离工作或阅读后，眼痛、眼胀、头疼、复视。

（2）间歇性视物模糊，近距离阅读和工作后，视远视近均模糊，看黑板、电视或驾驶时视物不清，调节过度导致的视物模糊一般不稳定，晚上及长时间工作后尤为明显。

2．体征　任何需要调节放松的检查均可能异常。

（1）视力不稳定。

（2）静态及主观验光结果不稳定。

（3）负相对性调节低于正常值。

（4）单眼及双眼调节灵活度低于正常，正球镜通过困难。

（5）近距离内隐斜，有时远距离内隐斜。

（6）MEM 及 FCC 检查结果偏低（负值增加）。

3．治疗原则

（1）矫正屈光不正。

（2）合理安排工作时间和强度。

（3）视觉训练：镜片阅读、镜片排序等，同时结合聚散功能训练，如 Brock 线、裂隙尺训练等。

三、调节疲劳

调节疲劳（ill-sustained accommodation）也称为调节不持久，多数学者认为它是调节不足的早期表现之一，初期调节幅度正常，随着时间延长呈不足趋势。其临床表现与调节不足相似。

1. 症状

（1）长时间近距离工作后视疲劳、困倦。

（2）视近物模糊。

（3）与近距离工作相关的头痛、眼眶牵拉感、眼肌紧张感。

（4）阅读时无法集中注意力、聚焦困难。

（5）近距离工作不能持久。

2. 体征　开始时调节刺激反应均正常，随检查次数增加反应减退。

（1）首次检查调节幅度正常，重复5到10次后，逐渐减低。

（2）正相对性调节低于正常值。

（3）随着检查次数及时间的延长，单眼及双眼调节灵活度低于正常，负球镜通过困难。

（4）近距离有时表现为内隐斜或外隐斜。

（5）MEM及FCC检查结果偏高（正值增加）。

3. 治疗原则

（1）矫正屈光不正。

（2）合理安排工作时间和强度。

（3）视觉训练：镜片阅读、镜片排序等，同时结合聚散功能训练，如Brock线、偏振立体图、裂隙尺训练等。

（4）附加正球镜予以改善患者症状。

四、调节灵活度不足

调节灵活度不足（accommodative infacility）是指患者对不断变化的调节刺激反应困难、反应速度异常，除了调节产生和放松之间的转换减慢以外，调节产生及放松能力均下降。患者通常抱怨从远处看到近处或从近处看到远处时聚焦难、视物不清。

调节灵活度是评价调节功能的一项重要指标，临床上往往比较注重调节幅度的测量，而忽略了调节灵活度的评价。事实上调节幅度正常的患者，也可能有调节反应速度的异常。

1. 症状

（1）视物模糊，特别是在远近交替注视时聚焦困难。

（2）近距离阅读和工作后视疲劳，眼胀、眼痛、眼眶周围牵拉感、头疼、嗜睡。

（3）阅读困难，阅读时注意力下降，字体往往有移动感。

（4）希望尽可能避免近距离工作。

2. 体征　调节刺激和放松的能力均下降。

（1）单眼或双眼调节灵活度均下降，正、负球镜通过均困难。

（2）负相对调节与正相对调节均低于正常值。

3. 治疗原则

（1）矫正屈光不正。

（2）合理安排工作时间和强度。

（3）视觉训练：镜片阅读、字母操、翻转拍等训练，同时结合聚散功能训练，如Brock线、裂隙尺训练等。

第二节　聚散功能异常

聚散运动是维持正常双眼视觉必需的异向运动，注视近物时，内直肌收缩，双眼集合，视轴交叉于注视目标，物体同时在双眼黄斑部成像；同样注视远物时，外直肌收缩，双眼散

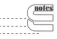

开,物体同时在双眼黄斑部成像,进而产生双眼单视。临床上聚散功能检查主要包含:远近距离隐斜及 AC/A 检查、正、负融像性聚散检查、集合幅度检查、感觉性融像检查。

具体检查方法参见本系列教材《眼屈光检查》。

当聚散功能异常,双眼协调性破坏后,会导致非斜视性双眼视觉功能异常。病情比较隐匿,临床症状多样且缺乏特异性,主要表现为视物疲劳、重影、眼眶疼痛、头痛、阅读时字体跳跃以及复视等现象。

一、集合不足

集合不足(convergence insufficiency,CI)是指近距离阅读需求与实际用眼之间的不协调,主要表现为低 AC/A 值,远距离正位(正常张力性聚散),近距离中高度外隐斜,或远距离外隐斜(低张力性聚散),近距离外隐斜明显大于远距离。集合不足是比较常见的非斜视性双眼视觉功能异常,发病率为 3%~5%,易发生于学生或用眼比较多的人群。集合不足可同时伴有调节功能障碍。

1. 症状

(1)近距离工作后,间歇性视物模糊、重影。

(2)视近物后视疲劳、眼部牵拉感、紧张感、眼球酸胀、头疼。

(3)畏光、流泪、烧灼感。

(4)阅读时无法集中注意力、聚焦困难、困倦,感觉字体流动跳跃,阅读缓慢,长期可影响阅读理解能力。

(5)如果远距离外隐斜明显,远距离注视时也可出现上述症状。

2. 体征

(1)远距离正位或外隐斜。

(2)近距离中高度外隐斜或间歇性外斜,并大于看远。

(3)近距离正融像性聚散力(PFV)低于正常值。

(4)近距离聚散灵活度减低,BO 三棱镜通过困难。

(5)近距离可出现间歇性抑制,抑制明显者,立体视功能下降。

(6)集合近点(NPC)远移,多大于 10~12cm。

(7)低 AC/A 值。

(8)双眼调节灵活度减低,正球镜通过困难。

(9)MEM 及 FCC 检查结果偏低(负值增加)。

(10)NRA 低于正常值。

(11)近距离外注视视差。

(12)如果远距离外隐斜明显,则远距离正融像性聚散力(PFV)、聚散灵活度、注视视差也可出现与近距离同样的异常。

3. 治疗原则

(1)矫正屈光不正。

(2)合理安排工作时间和强度。

(3)视觉训练:效果理想,如推进训练、矢量图、Brock 线、裂隙尺训练等。

(4)附加三棱镜:BI 三棱镜缓解症状。

(5)附加球镜:附加正球镜用于阅读,可改善同时伴有调节不足症状的患者。

二、散开不足

散开不足(divergence insufficiency,DI)一般是功能性的,临床并不多见,但不能忽视。

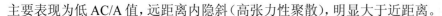

主要表现为低 AC/A 值,远距离内隐斜(高张力性聚散),明显大于近距离。

1. 症状

(1)远距离视物疲劳,比如晚上驾驶时,容易出现视疲劳症状。

(2)间歇性视远模糊、重影。

2. 体征

(1)视远时内隐斜大于视近。

(2)远距离负融像性聚散力(NFV)低于正常值。

(3)低 AC/A 值。

(4)远距离聚散灵活度减低,BI 三棱镜通过困难。

(5)远距离内注视视差。

3. 治疗原则

(1)矫正屈光不正。

(2)合理安排工作时间和强度。

(3)视觉训练:效果不是太理想,可以尝试远距散开训练。

(4)附加三棱镜:BO 三棱镜缓解症状,可作为散开不足的首选治疗方法。

三、集合过度

集合过度(convergence excess,CE)也是比较常见的双眼视觉功能异常,患者多在长时间阅读或近距离工作后出现不适,主要表现为高 AC/A 值,远距离正位(正常张力性聚散),近距离中高度内隐斜,或远距离低中度内隐斜(高张力性聚散),近距离内隐斜明显高于远距离。

1. 症状

(1)近距离工作后,间歇性视物模糊、重影。

(2)视近物后视疲劳、眼部牵拉、紧张感、过度聚焦感、眼球酸胀、头疼。

(3)畏光、流泪、烧灼感。

(4)阅读时无法集中注意力、聚焦困难、困倦,感觉字体流动、跳跃,阅读缓慢,长期可影响阅读理解能力。

(5)如果远距离内隐斜明显,远距离注视时也可出现上述症状。

2. 体征

(1)远距离正位或低中度内隐斜。

(2)近距离中高度内隐斜,并大于远距离。

(3)近距离负融像性聚散力(NFV)低于正常值。

(4)近距离聚散灵活度减低,BI 三棱镜通过困难。

(5)NPC 测定可直达鼻尖(TTN)。

(6)高 AC/A 值。

(7)双眼调节灵活度减低,负球镜通过困难。

(8)MEM 及 FCC 检查结果偏高(正值增加)。

(9)PRA 低于正常值。

(10)近距离内注视视差。

(11)如果远距离内隐斜明显,则远距离 NFV、聚散灵活度、注视视差也可出现与近距离同样的异常。

3. 治疗原则

(1)矫正屈光不正。

（2）合理安排工作时间和强度。

（3）视觉训练：效果不是太理想，但也有临床有效的相关报道，可给予 Brock 绳、裂隙尺、可变矢量图、固定矢量图等训练，以散开为主。

（4）附加 BO 三棱镜缓解症状。

（5）附加正球镜：一般附加 +1.25D 左右以减少调节性集合，改善症状。

四、散开过度

散开过度（divergence excess，DE）是指看远时双眼视轴过度散开，看近时为正位的异常状态，主要表现为高 AC/A 值，远距离中、高度外隐斜（低张力性聚散），远距离外隐斜明显高于近距离。患者可出现间歇性外隐斜，形成视觉干扰，因此会有不喜欢参加群体活动的特点。

1. 症状

（1）畏光，家长诉亮光环境中患儿时常闭上一只眼睛。

（2）患者自觉视远眼睛外转。

（3）偶尔视近物后视疲劳。

（4）很少出现弱视等情况。

2. 体征

（1）远距离外隐斜或间歇性外斜，大于近距离。

（2）远距离可出现抑制。

（3）正融像性聚散力（PFV）可能低于正常值。

（4）NPC 在正常值范围。

（5）高 AC/A 值。

（6）近距离立体视觉多正常。

3. 治疗原则

（1）矫正屈光不正。

（2）合理安排工作时间和强度。

（3）视觉训练：如立体镜、同视机、远距离可变矢量图、固定矢量图，以散开训练为主。

（4）附加球镜：远距离负球镜附加。

（5）附加 BI 三棱镜缓解症状。

五、融像性聚散功能失常

融像性聚散功能失常（fusional vergence dysfunction，FVD），也称为融像性聚散功能障碍，其关键不是隐斜，而是融像性聚散能力的异常。主要表现为正常 AC/A 值，远近距离均为正位或低度内、外隐斜，正、负融像性聚散范围均减小。

1. 症状

（1）视疲劳，眼胀、眼痛、头痛。

（2）间歇性视物模糊。

（3）畏光、流泪、烧灼感。

（4）阅读时无法集中注意力、聚焦困难、困倦，阅读缓慢，长期可影响阅读理解能力。

2. 体征

（1）远近距离均为正位或低度内、外隐斜。

（2）远近距离正、负融像性聚散力（PFV、NFV）均低于正常值。

（3）近距离聚散灵活度下降，BI 及 BO 三棱镜均通过困难，远距离可能异常。

（4）AC/A 值正常。

（5）NRA/PRA 均低于正常值。

（6）双眼调节灵活度减低，正、负球镜均通过困难。

（7）单眼调节灵活度正常。

3．处理原则

（1）矫正屈光不正。

（2）附加三棱镜：如患者存在垂直偏斜，视觉训练之前，应附加三棱镜缓解。

（3）视觉训练：如 Brock 绳、矢量图、立体图、反转拍、立体镜训练等。

六、基本型内隐斜

基本型内隐斜（basic esophoria）属于正常 AC/A 类双眼视觉功能异常，主要表现为，正常 AC/A 值，远距离内隐斜（高张力性聚散），远近距离内隐斜基本相等。常见于学龄青少年、成年人、屈光不正长期未矫正者。

其治疗方法主要包括屈光不正矫正、视觉训练、附加 BO 三棱镜、附加正球镜等。

七、基本型外隐斜

基本型外隐斜（basic exophoria）属于正常 AC/A 类双眼视觉功能异常，首先由 Duane 提出，主要表现为，正常 AC/A 值，远距离外隐斜（低张力性聚散），远近距离外隐斜基本相等。常见于学龄青少年、成年人、屈光不正长期未矫正者。

其治疗方法主要包括屈光不正矫正、视觉训练、附加 BI 三棱镜等。

八、垂直聚散异常

垂直聚散异常可导致垂直隐斜，一般为"上隐斜"或"下隐斜"，右眼上隐斜等同于左眼下隐斜，所以垂直隐斜分为左或右上隐斜。

1．症状

（1）视物模糊。

（2）视疲劳、头疼、困倦。

（3）重影。

（4）晕车或各种晕动症。

（5）无法进行持续的视觉相关工作，且无法集中注意力。

（6）阅读时错行、不能定位。

2．体征

（1）代偿性头位。

（2）上隐斜。

（3）水平融像性聚散力（PFV、NFV）低于正常值。

（4）远、近距离聚散灵活度下降，BI 及 BO 三棱镜均通过困难。

（5）因垂直性偏斜持续时间不同，垂直融像性聚散力可表现为减低或异常增大。

3．治疗原则

（1）矫正屈光不正。

（2）合理安排工作时间和强度。

（3）附加三棱镜：通过注视视差检查确定三棱镜处方。

（4）视觉训练：效果不太理想。

第三节　功能性眼运动异常

眼运动功能与阅读能力密切相关,而且在一定程度上可以反映中枢神经系统的功能状态。与阅读密切相关的眼运动功能包括注视运动、扫视运动等。研究证实,阅读能力较差者往往阅读缓慢,且存在细微频繁的注视不稳定及返回运动,所以眼运动功能检查具有显著的临床意义,检查主要包括注视稳定性、扫视功能、追随运动检查。

具体检查方法及步骤参见本系列教材《眼屈光检查》。

功能性眼运动异常多见于 5～13 岁儿童,多伴有明显的阅读障碍。由于患儿无法准确描述自己的症状,多不能及时准确诊治,进而出现注意力、学习能力减退。功能性眼运动多同时发生注视、扫视及追随运动异常,因此未将功能性眼运动异常进一步分类。

（一）症状

1. 过多的头位运动。

2. 频繁的定位错误。

3. 阅读时,落字、错行,阅读速度减慢、理解能力差。

4. 无法长时间集中注意力。

5. 板书抄写困难。

6. 对于多列数字计算困难,无法完成带有标准计算机扫描答卷的测试。

7. 运动能力差。

（二）体征

1. Visagraph 检查水平低于同年级正常水平,DEM 测试分数低于 15%,NSUCO 眼动测试分数低于 15%。

2. 注视不稳定,注意力不集中。

3. 多伴有阅读障碍、行为等方面的异常。

（三）治疗原则

1. 矫正屈光不正。

2. 合理安排工作时间和强度。

3. 视觉训练　可以进行扫视、追随等训练,并结合调节、聚散以及认知功能训练。

第四节　非斜视性双眼视觉功能异常的处理

非斜视性双眼视觉功能异常处理时,应该遵循以下原则:首先,主要针对有明确症状的患者给予临床处理;其次,应依据视功能检查情况给予适当处理;再者选择处理方法应该从简单到复杂,屈光矫正是首要和常用方法,其他包括附加球镜、被动疗法、视觉训练、三棱镜、手术等;最后,制订治疗方案时,临床医生应分析所有处理办法,然后根据患者的具体情况进行选取。

一、处理方法

非斜视性双眼视觉功能异常的常用处理方法包括:

（一）屈光矫正

一般说来,当患者有明显屈光不正时,应该首先给予屈光矫正。表 4-1 列举了 Orinda 提出的有显著临床意义的屈光不正标准。屈光不正如果未矫正,将会对双眼视觉功能造成如下影响:①导致系列调节功能失常;②诱发隐斜,增加融像需求,导致视疲劳、视物模糊

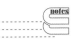

等各种临床症状；③造成双眼视觉不平衡，引发感觉性融像异常；④降低融像功能，导致重影、模糊等情况。

表4-1　有显著临床意义的屈光不正标准量

屈光不正类型	度数标准
远视	≥+1.50DS
近视	≥-1.00DS
散光	≥1.00DC
屈光参差	双眼球镜或柱镜相差1.00D以上

因此对于伴有临床意义屈光不正的双眼视觉功能异常患者，应首先给予屈光矫正。矫正时应注意以下几点：

1．由于调节和聚散的联动关系，处方可通过AC/A影响聚散状态，因此一般建议对于内隐斜患者给予最大正球镜矫正，而外隐斜患者应给予最小正球镜矫正。

2．当屈光不正度数较高时，应该先行屈光矫正，让患者戴镜4～6周后再次给予视功能检查，如果视功能检查结果恢复正常，患者症状消失，则继续戴镜治疗，无需其他处理；如果戴镜后，调节、眼运动及双眼视觉功能异常仍持续存在，则必须考虑其他处理办法。

3．对于14岁以下的患儿、视疲劳症状明显者，以及隐性远视、斜弱视、明显内隐斜、调节过度者应给予睫状肌麻痹验光。

4．根据临床症状决定小度数屈光不正是否矫正。伴明显视疲劳者，即使低度屈光不正也应给予矫正。

屈光矫正具体方法及步骤参见本系列教材《眼屈光检查》。

（二）附加球镜

球镜除了用于屈光矫正外，在双眼视觉功能异常的治疗中还有一项重要的作用，就是改变调节需求或双眼聚散需求，从而缓解临床症状。附加球镜可以为正球镜也可以为负球镜，正球镜主要放松调节、减少调节性集合、减轻内斜程度，临床较常见，适用于集合过度、单纯内隐斜、调节不足、调节不能持久等异常。负球镜刺激调节产生，增加调节性集合、减轻外斜程度，主要用于高度外隐斜、散开过度者。

表4-2列举了影响球镜附加有效性的参数，其中最重要的是AC/A。高AC/A值提示小度数的球镜近附加可以明显改变双眼协同状态，因此可以有效改善临床症状，低AC/A值提示球镜附加疗效不明显。

表4-2　球镜附加有效性的影响参数

参数	正球镜附加	负球镜附加
AC/A	高	高
CA/C	/	高
隐斜	近距内隐斜	外隐斜
AMP	低	正常
调节灵活度	负球镜不通过	正球镜不通过
NRA/PRA	低PRA	/
调节反应	正值高	/
近距BI/BO	近距BO正常或高	近距BI正常或高
年龄	/	小于6岁
屈光不正	远视	/

在屈光矫正的状态下，集合过度是最适合给予正球镜近附加治疗的视功能异常，其远距离无明显隐斜，近距离有中高度内隐斜，且 AC/A 值较高，附加正球镜可明显减少近距离内隐斜量。集合不足则不适合进行球镜附加治疗。此类患者远距离隐斜不明显，近距离由于 AC/A 值较低会表现为中高度外隐斜，对该患者使用附加球镜很难获得满意的近距离隐斜控制效果。

附加球镜量取决于调节作用的效能。首先应最大限度地放松远距离调节，一般给予最大正球镜最佳视力屈光矫正。当远距离最大正球镜屈光矫正后，近附加度数主要取决于 AC/A 值或远近距离调节反应之间的关系。

球镜附加的常用验配类型为双焦点镜片和渐进多焦点镜片。一般情况下双焦点镜片较为常用。

（三）附加三棱镜

三棱镜对于双眼视觉功能异常的治疗较为有效，尤其对于散开不足、基本型内隐斜、垂直隐斜以及部分集合不足和基本型外隐斜者。最常使用水平缓解三棱镜及垂直缓解三棱镜。

1. 水平缓解三棱镜　主要用于下列两种情况：

（1）高度水平隐斜及间歇性隐斜患者：水平缓解三棱镜可有效减少融像性聚散需求并减轻患者症状。

（2）远距离内隐斜（高张力性聚散）伴低或正常 AC/A 值者：水平缓解三棱镜最有效。Worrell 等研究发现对于远距离内隐斜患者而言，Sheard 法则以及注视视差方法确定的三棱镜处方量相近，通常为远距离隐斜量的 1/3。因此，建议对于远距离内隐斜患者可以给予 BO 缓解三棱镜治疗，度数为隐斜量的 1/3。

在给予三棱镜处理时，应注意以下事项：

（1）开具三棱镜处方时，如果三棱镜量小于等于 $1.25^{\triangle}$，则通常将所有三棱镜量加在一侧镜片上，如果大于 $1.50^{\triangle}$，则分加于双侧镜片上。

（2）聚碳酸酯材料由于安全性高，已成为很多人的选择，但偶尔会产生色散，影响视觉效果，而三棱镜本身也会发生色散效应。所以当三棱镜度数比较高时，应选择 CR-39 或高折射率材料。此外，防反射膜可以减少三棱镜像差，也可用于三棱镜设计。

（3）三棱镜治疗存在三棱镜适应，因此在使用过程中应根据患者的情况及时调整，并结合视觉训练改善异常情况。

（4）三棱镜是隐斜患者的重要处理手段，一般不适合调节功能异常者，除非有双眼协调性异常。

2. 垂直缓解三棱镜　对于垂直偏斜可给予垂直三棱镜缓解症状，可通过注视视差分析法确定三棱镜处方。此外，对于同时具有垂直及水平偏斜的患者，建议首先给予垂直缓解三棱镜治疗。

（四）视觉训练

视觉训练是非斜视性双眼视觉功能异常、调节功能异常及功能性眼运动异常的有效治疗方法，尤其对于集合不足、散开过度、融像性聚散功能障碍、基本型外隐斜、调节功能异常、功能性眼运动异常者。可有效缓解症状、增加调节幅度及灵活度、消除调节痉挛、移近集合近点、增加融像性聚散幅度及灵活度、消除抑制、改善立体视觉、提升扫视及追随眼运动的准确性、增加注视稳定性等。

二、视觉训练技术

本章选取部分常见训练工具及方法，重点介绍其基本原理及通用原则，旨在为学习者夯实专业基础，提升专业能力。

（一）分类

视觉训练的种类有很多，目前通用的分类法主要基于所用的设备仪器类型，具体分类如下：

1. 互补色和偏振片（anaglyphs and polariod filters）。

2. 透镜、三棱镜和反光镜（lenses, prisms and mirrors）。

3. 隔板和孔隙（septums and apertures）。

4. 纸、笔、及综合训练（paper, pencil and miscellaneous tasks）。

5. 立体镜（stereoscopes）。

6. 后像、内视及电生理技术（after images, entoptic phenomena and electrophysiological techniques）。

各类常见训练方法如表 4-3 所示。

表 4-3 各类视觉训练的常见方法

立体镜
Brewster 立体镜（Brewster stereoscopes）
Wheatstone 立体镜（Wheatstone stereoscopes）
实体镜（cheiroscopes）
互补色和偏振片
立体图（tranaglyphs）
矢量图（vectograms）
条形阅读单位（bar readers）
TV 阅读片（TV trainer）
红 - 红块（red-red rock）
带红绿眼镜的计算机辅助训练软件（computer programs using red/green glasses）
透镜、三棱镜和反光镜
球镜翻转拍（flip lenses）
三棱镜翻转拍（flip prisms）
单块球镜（loose lenses）
单块三棱镜（loose prisms）
三棱镜排镜（prism bars）
手持反光镜（hand-held mirrors）
隔板和孔隙
裂隙尺（aperture rule）
Remy 分离仪（Remy separator）
Turville test 训练（tasks based on Turville test）
纸、笔及综合训练
救生圈卡（lifesaver cards）
自由空间融像卡（free space fusion cards）
偏心圆卡（eccentric circles）
聚散球（brock string）
Hart 表（Hart chart）
字母及符号扫视训练（letter and symbol tracking）
桶形卡（barrel card）/三点卡（3-dot card）
后像、内视及电生理技术
后像仪（devices for creating afterimages）
Maxwell spot
海丁格内视刷（Haidinger brush）
听觉生物反馈（auditory biofeedback）
计算机辅助视觉训练技术
计算机辅助诊室视觉训练软件
计算机辅助家庭视觉训练软件

（二）基本原则

1．训练开始前应先进行常规处理　包括屈光矫正、球镜附加、三棱镜附加、遮盖治疗等，融像性聚散训练前应先进行弱视及脱抑制治疗。

2．首先给予患者简单可行的训练　让患者很好地理解训练要求、训练方法，而且有助于提升其自信心及训练积极性。

3．训练顺序　从简单到复杂、从周边到中央、从粗略到精细。

4．训练项目应切实可行　应根据患者的实际能力选择切实可行的项目，不能超出能力范畴，好高骛远。

5．应给予正向积极的鼓励　训练完成后，即使没有完全成功，也应该给予患者各种形式的奖励，包括口头表扬、兑换奖励的积分、一次患者喜欢的训练项目等。

6．应该让患者明白视功能的提升是自身视觉系统真实的内在变化，不是训练设备带来的外在改变。

7．应让患者很好地理解训练目标及训练反馈线索，如近小远大、复视等。

8．训练开始时，应该先着重提升较差的功能。

9．不论诊断如何，训练应包括正／负融像性聚散力、调节放松／产生的双方向训练。

10．应根据患者的具体情况，灵活调整训练计划、确定训练终点。比如一般情况下，调节灵敏度的训练终点为 ±2.00D 翻转拍、20/30 视标完成 12cpm，但并不是一成不变的，有时根据具体情况未达 12cpm 也可进入下一个训练。

11．训练时应平衡双眼的功能情况。

（三）视觉训练方法

本章节主要介绍各种训练方法的基本特点，具体训练方法及步骤参见本套教材的《眼屈光检查》一书。

1．调节功能训练　常见的调节功能训练项目及训练难度调整如表 4-4、表 4-5 所示。

表 4-4　常见调节功能训练项目

互补色、偏振光及液晶滤光片	纸、铅笔及综合训练
红-红块	单眼 Hart 表远近距离调节训练
透镜、三棱镜及反光镜	**计算机辅助家庭训练项目**
单眼镜片排序	家庭训练系统
单眼镜片阅读	
双眼镜片阅读	
调节灵敏度	

表 4-5　调节功能训练难度调整方法

项目	降低训练难度	增加训练难度
球镜度数	减小	增加
视标大小	增加	减小
工作距离（对于正球镜）	减小	增加
工作距离（对于负球镜）	增加	减小

（1）互补色、偏振光及液晶滤光片　红-红块（red-red Rock）训练装置如图 4-1 所示，印有黑色字母、单词的红色透明滑片贴附于实体镜的后照明屏幕上，印有相同字母、单词但为红色字体的白色卡片置于右侧。患者戴红绿眼镜，戴红镜片的右眼只能看到红色透明滑片上的黑色字体，戴绿镜片的左眼只能看到白色卡片上的红色字体。

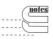

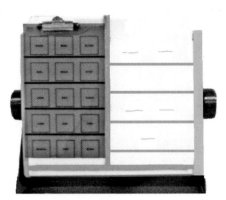

图 4-1　红 - 红块训练装置

在红绿眼镜前附加夹式球镜可以改变调节需求，进行调节训练。正球镜片附加于右眼前，负球镜片附加于左眼前。让患者看第一个白色卡片并看清上面的字母、单词（带绿镜片的左眼看到），然后再努力从红色滑片中找出相同的单词，此时使用的是带红镜片的右眼，再看第二个白色卡片，再到红色滑片，以此类推。该过程必须交替进行调节放松 - 调节产生反应。当匹配完所有单词后，再以小增量梯度增加镜片度数，重复训练，直至成功完成 +2.50D/−6.00D 训练任务。双眼镜片交换，重复上述步骤。

（2）透镜、三棱镜及反光镜　此类训练的目标是让患者知道自己能够产生或放松调节，且学会自主调节反应。

1）单眼镜片排序（lens sorting）：镜片排序是单眼调节功能训练方法。

该训练选用的镜片度数取决于患者年龄，负球镜度数不能超过调节幅度（AMP）的一半。比如 30 岁患者的 AMP 约为 8D，负球镜最大使用量为 −4.00D。

遮盖单眼，让其通过不同度数的镜片注视阅读材料，最后按照聚焦感最明显、最紧张到最弱、最放松的顺序将镜片排序。

2）单眼镜片阅读（monocular loose lens rock）：遮盖患者单眼，调节训练卡置于 40cm 处。另一眼交替通过正负球镜注视视标，并让患者根据卡上的指示说明进行训练。

3）双眼镜片阅读（binocular loose lens rock）：该训练装置在本质上与单眼镜片阅读相同，主要区别在于训练时需开放双眼。

双眼前放置不同度数的球镜，并在单眼前放置 6$^\triangle$ 垂直三棱镜以分离双眼，从而看到上下两行视标。

让患者先注视下方视标保持清晰，并依次读完该行视标，然后再注视上方视标保持清晰，并依次读完该行视标。逐渐增加球镜度数，重复训练，直至患者通过 +2.50D 及 −6.00D 镜片可获得清晰视觉后，再进行速度训练。

4）调节灵活度训练（accommodative facility）：主要目的是在双眼或单眼注视条件下减少调节反应潜伏期，提升调节反应速度。

使用球镜翻转拍及年龄适合的阅读材料进行训练（图 4-2）。首先应选择患者比较容易通过的镜片度数作为训练起点，一般使用 ±0.50D 翻转拍，随着训练的进展，逐渐增加度数。

双眼训练需要联合使用红绿眼镜及红绿阅读单位。让患者配戴红绿眼镜，并将红绿阅读单位放在阅读材料上，教会患者认读阅读材料，并强调训练过程中必须始终可以同时看到四个条带下的所有视标。

将翻转拍置于患者眼前，告诉他通过镜片注视时，视标一定要清晰并且要大声读出，读完第一个或第一行视标后翻转 Flipper，再读第二个或第二行视标，再翻转，直至读完所有视标，并记录时间。

（3）纸、笔及综合训练 单眼 Hart 表远近距离调节训练通过 Hart 表（图 4-3）提升调节幅度及灵活度。

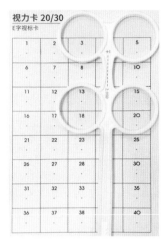

图 4-2 球镜翻转拍

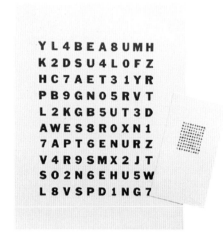

图 4-3 Hart 表

遮盖左眼，手持小卡并置于 40cm 处，先注视第一行视标，保持清晰并大声读出，读完后再注视远距离大卡的第二行视标，保持清晰并大声读出。再认读小卡第三行，再大卡第四行，以此类推，直至读完两张卡的所有视标。重复训练几分钟后，再遮盖右眼，训练左眼。

可通过将小卡移近至调节近点等方式增加训练难度。

2. 聚散功能训练 常用聚散功能训练方法及训练难度调整方法如表 4-6、表 4-7 所示，下面将介绍几种临床常用的训练项目。

（1）互补色、偏振光及液晶滤光片

1）红绿可变立体图：训练目的是提高正负融像性聚散幅度、降低融像性聚散反应潜伏期、提高融像性聚散反应速度。

表 4-6 常见聚散功能训练项目

互补色、偏振光及液晶滤光片	自主聚散训练
可变立体图	聚散球
可变矢量图	桶形卡 / 三点卡
固定立体图	**脱抑制训练**
透镜、三棱镜及反光镜	阅读单位
三棱镜翻转拍	TV 训练卡
单块三棱镜	红绿眼镜及笔灯
隔板及裂隙	垂直三棱镜分离
裂隙尺	反光镜叠加
改良 Remy 分隔器	**计算机辅助家庭训练项目**
纸、铅笔及综合训练	家庭训练系统
偏心环、自由空间融像卡 A	CAVT
救生圈卡及自由空间融像卡 B	Vergence Program-Random Dot
立体镜	立体图
Brewster 立体镜	
实体镜	
Wheatstone 立体镜	

表 4-7　双眼视觉功能训练难度调整方法

	减少训练难度	增加训练难度
集合	负球镜	正球镜
	BI 三棱镜	BO 三棱镜
	增加工作距离	减少工作距离
散开	正球镜	负球镜
	BO 三棱镜	BI 三棱镜
	增加工作距离	减少工作距离

　　所有可变立体图都是两张一套，一张红色图案视标、一张绿色图案视标，除了颜色和视差不同以外，两张训练卡是一样的，如图 4-4 所示。通过水平分离两张训练卡产生不同的聚散需求。训练时右眼前加红色镜片，左眼前加绿色镜片，这时，右眼只能看到训练卡的绿色视标，左眼只能看到红色视标。将绿色视标训练卡向左拉，红色向右拉就产生集合需求，迫使右眼随绿色视标向左转，左眼随红色视标向右转，进行集合运动。如果绿色视标卡向右移，红色视标卡向左移，则进行散开运动。

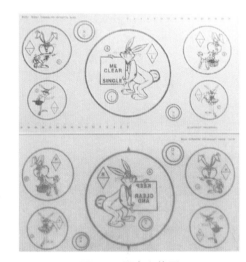

图 4-4　可变立体图

　　立体图底部有一个刻度标尺，用以显示卡片分离所产生的聚散需求量，以三棱镜度为单位。不过需要强调的是，只有当患者距训练卡的距离为 40cm 时，刻度尺的度数才是准确的。

　　可变立体图可以改变聚散需求，因此在训练早期非常有用，往往是正、负融像性聚散功能的第一项训练。早期，对差的功能进行训练时，往往比较困难，可变立体图的优势在于从容易的方向开始，逐渐向差的功能过渡。比如，对于集合不足患者进行功能训练时，最初任何集合训练量都会有难度，利用可变立体图可以从容易的散开功能训练开始，逐渐减小散开需求，并过渡到集合训练。

　　2）偏振可变矢量图：训练目的基本同可变立体图。两者的主要区别在于：①矢量图的视标是偏振材料，而立体图视标是红绿材料；②红绿立体图训练难度较大，因为红绿视标会引起融像障碍，特别是中重度抑制及严重调节异常患者。

　　矢量图训练卡如图 4-5 所示。其训练目标、介绍、训练工具、方法、注意事项等同可变立体图。

　　3）红绿固定立体图：为一套 6 张塑料训练卡。训练目的基本同可变立体图。如图 4-6 所示训练视标是红绿色，印制在同一张训练卡上，每张卡上有多种具有不同视差即不同聚散训练量的视标图案。与可变立体图系列不同，该训练卡是固定不可拉动的，每次训练只使用一张训练卡，通过让患者注视卡上不同视标图案来改变训练量。

　　集合训练转变为散开训练最简单的方法就是将右眼的红镜片换到左眼，当然也可以将训练卡的两面翻转一下。

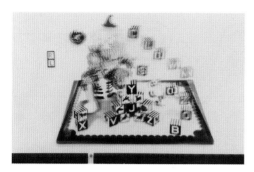

图 4-5　可变矢量图

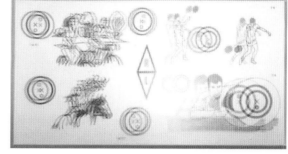

图 4-6　固定立体图

（2）透镜、三棱镜及反光镜

1）三棱镜翻转拍或单块三棱镜：作为其他融像性聚散功能训练的补充，可以改变训练难度，因此可用于训练的所有阶段。

训练早期，如果患者有难度，三棱镜可帮助融像；训练后期，三棱镜可用于增加训练难度；训练中后期，利用三棱镜翻转拍进行聚散灵活度训练。

2）球镜翻转拍：作为其他融像性聚散功能训练的补充，可以改变训练难度。

（3）隔板、裂隙

1）裂隙尺：可以增加 NFV 及 PFV 幅度，减少融像性聚散反应潜伏期，提高融像性聚散反应速度。

裂隙尺训练仪如图 4-7 所示，包括一个尺样装置、两个塑料板（一个是单孔、另一个是双孔）、12 张具有不同视差的训练卡（2.5$^\triangle$～30$^\triangle$）。可用于集合或散开训练，单孔板用于集合训练，双孔板用于散开训练。

此方法的设计距离为 40cm，根据前述公式我们知道 40cm 处 4mm 分离相当于 1$^\triangle$聚散需求量。训练卡编号就是图案之间的分离距离，以 cm 为单位，因此聚散需求即训练量＝卡号 ×2.5。

与互补色及偏光技术不同，裂隙尺训练不需要红绿眼镜或偏光眼镜。主要通过单孔集合或双孔散开进行融像。

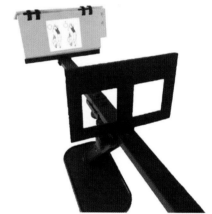

图 4-7　裂隙尺及视标卡

裂隙尺是一种比可变立体图及矢量图难度更大的训练方法，因为训练初始不能从"0"开始，存在一定的聚散需求，而可变立体图训练可以从"0"聚散需求开始，或者从比较容易的聚散方向开始。

2）改良 Remy 分离器：基于 Remy 分离器原理设计，是使用隔板的视觉训练装置。鉴于其结构特点，它主要用于散开训练，如果有辅助 BO 三棱镜，可进行集合训练。

用立体图、自由空间融合卡 A、B 或救生圈卡结合隔板可以制作 Remy 分离器。如图 4-8 所示，用纸板剪成一个隔板，长度为 40cm，把它垂直于立体图等训练卡上。

（4）纸、笔及综合训练　此类训练的目的是增加 NFV 及 PFV 幅度，减少融像性聚散反应潜伏期，提高融像性聚散反应速度。

1）偏心环卡及自由空间融合卡 A：这是一种自由空间的交叉及非交叉融像技术，不需要三棱镜、透镜或红绿 / 偏振光眼镜。患者有两种融像模式：一种是集合平面在调节平面之前，即交叉式融像；另一种是散开平面在调节平面之后，即非交叉融像。图 4-9 介绍了偏心环卡集合训练设置及其调节平面与聚散平面的位置关系，集合时调节平面在训练卡位置，而聚散平面在训练卡前。散开时，调节平面仍在训练卡位置，但聚散平面在训练卡后。

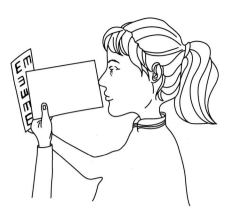

图 4-8 改良 Remy 分离器

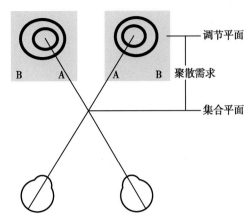

图 4-9 偏心环卡集合训练设置及调节与聚散平面位置关系

如图 4-10 偏心环卡及自由空间卡 A 没有显示训练量刻度,医生必须通过测量两张卡分开的距离,利用公式计算。

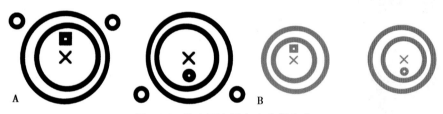

图 4-10 偏心环卡及自由空间卡 A

A. 偏心环卡;B. 自由空间卡 A

从训练次序上来讲,当患者完成可变立体图、固定立体图及裂隙尺训练之后可以进行偏心环卡及自由空间融合卡训练。

2)救生圈卡及自由空间融合卡 B:救生圈卡及自由空间融合卡 B 在本质上与偏心环卡及自由空间融合卡 A 相同,主要不同的是训练量的改变不需要分离视标卡,卡上直接罗列了不同分离距离的视标组合(图 4-11)。

(5)立体镜 此类训练的目的是增加 NFV 及 PFV 幅度,减少融像性聚散反应潜伏期,提高融像性聚散反应速度。

1)Brewster 立体镜:如图 4-12 所示,Brewster 立体镜是一种由隔板分离双眼视野的训练仪器。它的光学目镜系统为 +5.00D 球镜,两个球镜的光学中心距离为 95mm,由于该距离大于人眼平均瞳距,所以可以产生 BO 三棱镜效应。立体镜训练卡可放置于从目镜远点(目镜为 +5.00D,远点距离为 20cm)到近点的任何距离上。因此,医生可以通过移动训练卡来改变调节和聚散需求。

立体镜一般在非斜视性双眼视觉功能训练的中期到后期使用。因此,当使用立体镜时,患者已经可以很好地感知聚散相关的眼部肌肉运动知觉,并且有了较好的融像性聚散范围。立体镜可以提升训练难度,让患者在非自然视觉条件下进行多种类型的训练,因此能很好地调动训练积极性和兴趣。

2)实体镜:实体镜既可以作为诊断工具评价双眼视觉稳定性、协调性、抑制有无及程度,也可以作为训练工具用以提升双眼视觉稳定性、减少或消除抑制。目前临床有多种不同的实体镜(图 4-13),但训练目的是一致的。

3)Wheatstone 立体镜:Wheatstone 立体镜有两个镜筒或反光镜,各自对应不同的视标,从而保证双眼注视不同的视标,可用于融像范围及灵活度训练(图 4-14)。

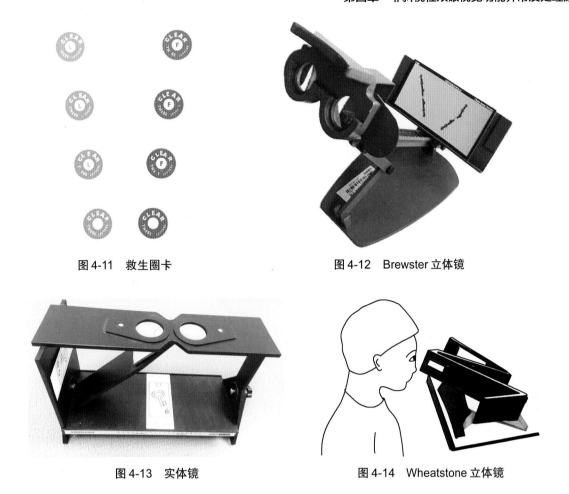

图 4-11　救生圈卡

图 4-12　Brewster 立体镜

图 4-13　实体镜

图 4-14　Wheatstone 立体镜

Wheatstone 立体镜由四块相互连接成"W"形的平板构成,底板上有刻度标尺,用以显示训练量。中间两平板各带有一块平面反光镜,与双眼对应,侧边两块平板可以固定视标卡片。

中间两块平板间夹角可以调整,从而改变融像需求即训练量,减小夹角,即中间两平板靠近时,集合需求增加;增大夹角,即中间两平板分开时,发散需求增加。

(6)自主聚散训练　此类训练可提升患者对聚散肌肉运动知觉的感知,提升自主性集合能力,使 NPC 正常化。

1)聚散球(Brock 绳):是一根简单的白色长绳,带有三个不同颜色的珠子。它主要依据生理性复视的概念,帮助集合不足患者产生对集合的感知,并促使集合近点正常化。也可用以提高聚散反应的准确性。使用时,一端系在门把手或其他方便牢固的地方,患者手持另一端并置于鼻尖处(图 4-15)。

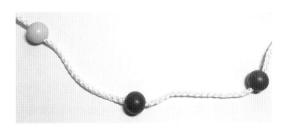

图 4-15　Brock 绳

2)桶形卡 / 三点卡:桶形卡如图 4-16 所示,为一张白色卡,双面均印有三个彩色桶形视标。一边视标为红色,另一边为绿色。Albe 三点卡同桶形卡相似,只是圆点代替了桶形

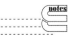

视标。

该方法所依据的原理及概念与聚散球相同，一般在完成聚散球训练后，进行该训练。

3. 抗抑制训练 训练初始，针对深度抑制可以选择非自然视觉环境训练，随着抑制程度的减轻逐步过渡到自然、开放的视觉环境训练。

（1）阅读单位：是一张印有交替红绿或偏光条带的塑料卡（图4-17）。当患者戴上红绿眼镜或偏振光眼镜后，戴红色镜片的眼睛只能看到红色条带下面的视标，戴绿色镜片的眼镜只能看到绿色条带下面的视标，从而提供抑制线索。

双眼视觉功能训练可以不使用阅读单位，但当患者有抑制倾向时，应该联合使用阅读单位以控制抑制产生。

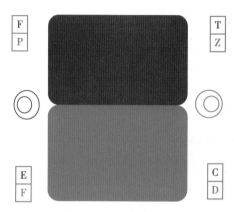

图4-16 桶形卡

（2）TV阅读片：是一张一半全绿而另一半全红的塑料卡，也可以是偏振光材料，配有2个吸盘用以吸附在电视屏幕上。患者必须配戴红绿或偏光眼镜，如图4-18所示。戴红镜片的眼睛可以通过红片视物，戴绿镜片的眼睛可以通过绿片视物。

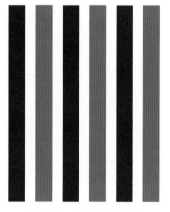

图4-17 红绿阅读单位

图4-18 TV阅读片

TV阅读片训练是一种被动训练。除了要将阅读片贴附于电视屏幕以外，患者可以像平时一样看电视。鼓励患者努力通过阅读片的两半同时看，如果出现抑制可以通过眨眼等方法消除抑制。抑制深的患者选择红绿阅读片，抑制浅的选择偏振光阅读片。

（3）红绿镜片及笔灯：脱抑制训练初期一般需要在人工视觉环境下进行，然后逐渐向自然视觉环境过渡。红绿眼镜及笔灯训练正是基于这一过程的训练方法。

将室内照明调暗至只能看到笔灯或透照灯，患者配戴红绿眼镜，主导眼前附加6△BD三棱镜，让患者注视笔灯或透照灯，努力感知复视看到两个灯，随着训练进展，逐渐将室内照明调亮，并重复训练，直至在正常室内照明情况下，不配戴红绿眼镜仍可维持复视。

（4）反光镜叠加（mirror superimposition）：训练时，患者手持反光镜并置于单眼前，成45°角放置，如图4-19所示，该眼可通过反光镜注视视标，另一眼则直接注视另一视标，

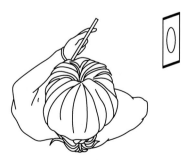

图4-19 反光镜叠加训练

患者需努力将双眼所见视标重叠起来。

一般当抑制强度过大无法进行其他双眼视觉功能训练时,才使用该方法。

如图 4-20 所示为 1°叠加视标,患者应该可以看到一个环和一个正方形,这种视标不容易产生抑制,因此一般用于脱抑制训练的早期阶段。

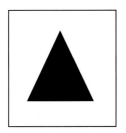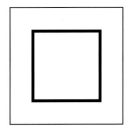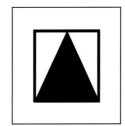

图 4-20　1°叠加视标

4.眼运动功能训练　常用眼运动功能训练方法如表 4-8 所示,下面将介绍其中几种临床常见方法。

表 4-8　常见眼运动功能训练方法

注视训练	追踪训练
拇指注视	视觉追踪训练（Visual Tracing）
点 O	旋转型眼动训练（Rotator-Type Instruments）
细签插吸管	手电筒标记（Flashing Tag）
A-O 星	Marsden 球
静态插板	**计算机辅助视觉训练技术**
扫视训练	Computer Orthoptics
Hart chart 扫视训练	
字母及符号追踪（Letter and Symbol Tracking）	

（1）注视训练

1）拇指注视:遮盖单眼,让患者注视眼前的拇指指甲或粘贴的视标,保持注视稳定性。

2）点 O:遮盖单眼,让患者用笔尽可能快速准确点击"O"的中心,并画点。要求笔从耳后发出。

3）木签插吸管:遮盖单眼,让患者将细的木签从耳后发出,尽可能快速准确地插入吸管。

4）A-O 星:遮盖单眼,让患者瞄准形状图形各角的顶点,将笔从耳后发出,尽可能快速准确地点击该点。

5）静态插板:遮盖单眼,让患者瞄准静态插板的钉孔,将木钉从耳后发出,尽可能快速准确地插入孔内,不能触碰孔的边缘。

（2）扫视训练

1）Hart chart 扫视训练:利用远距离 Hart chart 视标卡提升患者扫视运动准确性及速度。

遮盖左眼,让其读出第一列视标的第一个字母,然后再读出第十列的第一个字母,再第一列第二个字母,再第十列第二个字母,以此类推,直至读完第一列和第十列的所有字母。记录患者所读字母,让其对照视标卡自行检查认读准确性。检查过程也是一种扫视训练,因为患者需要从远到近进行扫视才可以完成检查。

同样进行 2 和 9、3 和 8、4 和 7、5 和 6 认读。中间列的难度会更大,因为扫视幅度小且

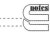

周围有其他视标干扰。

增加训练难度的方法：①让患者认读完某列第一个视标后，转而认读另一列最后一个视标，不再是从左到右的扫视，而是斜向扫视；②结合节拍器、平衡板等训练。

2）字母及符号扫视训练（letter and symbol tracking）：使用字母及符号扫视训练簿提升扫视运动准确性及速度。此方法一般用于儿童。

如图 4-21 所示，介绍了字母训练簿，对于不认识字母者，可以使用符号训练簿。有五种大小不同的视标，代表不同的难度水平。

遮盖左眼，让患者从左向右按照 26 个字母顺序，找出首次出现的每个字母，并用笔划掉。扫视过程中，应让患者把笔提起，离开页面，以消除笔的辅助作用，促使其必须通过扫视完成训练。

（3）追踪训练

1）视觉追踪训练（visual tracking）：利用视觉追踪训练簿提升追随眼运动的准确性及速度。

图 4-22 介绍了视觉追随训练簿，有各种追随训练项目，第一页到最后一页难度逐渐增加。

遮盖单眼，让患者从字母"A"处开始，用笔沿线描绘，直至线的末端，并判断出与"A"端对应的末端数字，同样完成其他所有线段的追踪。

当准确性及速度提升后，可增加难度水平，方法与上述基本相同，只是必须靠眼睛的追踪能力找出匹配的末端数字，不再用笔进行描绘辅助。

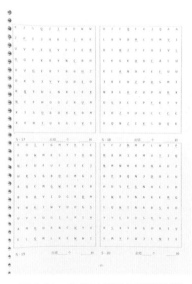

图 4-21　字母及符号扫视训练簿

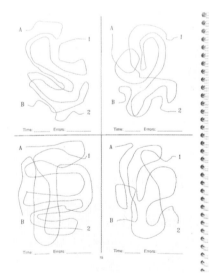

图 4-22　视觉追随训练簿

2）旋转型眼动训练仪（Rotator-type Setup）：通过转盘提升追随眼运动的准确性及速度。

遮盖单眼，让患者一次性将钉插入旋转的钉板孔，特别强调的是训练时应该让患者尽可能一步将钉插入孔内，不要举棋不定反复瞄准。

此外，也可与扫视及追随运动训练相结合。医生根据患者的能力水平，在旋转钉板后面的墙上张贴相应的训练指示图，让患者看一步指示，做一步训练，比如墙上标出不同的颜色顺序，患者须按此顺序插入不同颜色的钉。

3）手电筒标记（flashlight tag）：这是一个非常简单的训练方法，患者要追随医生的操

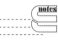

作。遮盖单眼，医生患者各拿一个手电筒，站于距离墙或屏幕 1.5～2.0m 处。医生用手电筒光在墙上画一个图案，让患者进行同步描绘，必须叠加在医生的光上。

开始时，图案应该是具体的、可知的，可以重复的，比如五角星、三角形等。随着训练的进展，逐渐增加难度，可以画一些抽象的无法认知的图案。

4）Marsden 球：如图 4-23 所示，主要让患者追随注视运动的 Marsden 球，并说出球上的字母。还可同时结合手眼协调、视觉运动整合训练。

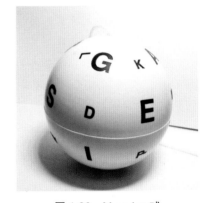

图 4-23 Marsden 球

5．计算机辅助视觉训练程序 从 20 世纪 80 年代中期开始，计算机技术已应用于视觉训练，包括调节、融像性聚散、扫视、追随以及各种视觉感知功能训练，一般需要使用互补色或液晶眼镜。

计算机辅助视觉训练可以克服传统视觉训练的不足，保证训练的规范性、标准性，因此提升了医生自己以及医生与医生之间的操作一致性、稳定性。此外，还可提升患者的训练兴趣及积极性。下面介绍几款常用的计算机辅助视觉训练软件。

（1）计算机辅助诊室视觉训练软件

1）COP（Computer Orthoptics VTS4 Liquid Crystal System：是一款很有价值的训练软件包，有多种训练程序，包括调节、聚散、眼运动训练，主要应用于诊室训练，需要使用液晶滤光片。VTS 目前主要用于 50 英寸等离子屏幕，而且可以改变视标的大小，从而进行周边视觉训练，这对于训练早期阶段及远距离相关的视功能障碍特别有效。

下面介绍其中的一款训练程序——Multiple Choice Vergence Program（MCV）。

此套训练系统使用高速液晶眼镜，该眼镜可以将视标完全屏蔽，实现了双眼视觉刺激的交替出现，每秒钟可达 60 次（60Hz）。与眼镜匹配的彩色显示屏也可以 60Hz 的频率交替显示双眼各自注视的视标，从而让彩色视标交替出现于各自对应的眼前，且无重影。该眼镜可以避免红绿、红蓝眼镜的各种不足，比如颜色导致调节需求不等、融像质量下降等。

MCV 可以用于视觉训练的早期阶段。它与可变立体图及矢量图相似，需求量可以从"0"开始，而且能够从患者最容易的方向开始。训练的设计距离为 40cm，训练时间为 3 分钟。

训练刺激是一个大正方形，里面隐藏着一个随机点的小正方体，可能在大正方形的上、下、左、右部，让患者将操纵杆移向他所看到的小正方形方向。视标尺寸有 5 种选择，特大、大、中、小、超小。

当患者的聚散力达到 $40^{\triangle}$～$50^{\triangle}$BO/$10^{\triangle}$～$15^{\triangle}$BI 时，可以进行聚散灵活度训练。程序可自动转换集合和散开训练，且按固定的梯度增量自动调整训练量。比如，开始时训练量为 $10^{\triangle}$BO/$5^{\triangle}$BI，当患者完成 $10^{\triangle}$BO 训练后，计算机自动转换为 $5^{\triangle}$BI 训练，完成后，则自动变为 $11^{\triangle}$BO/$6^{\triangle}$BI，然后 $12^{\triangle}$BO/$7^{\triangle}$BI，以此类推。当患者完成 $40^{\triangle}$BO/$16^{\triangle}$BI 灵活度训练时，可进行跳跃式聚散训练。该训练的训练量调整是随机的，不是固定的梯度增量。

该训练采用随机点技术，如果患者无法融像，则无法完成训练，也无法"欺骗"医生完成训练，因为他无法知道正确训练结果。

2）CAVT（Computer Aided Vision Therapy）：Computer Vergences Program 是另一款有效的视觉训练软件，它主要用于聚散、眼运动功能等训练，与 COP 不同的是它需要使用红蓝滤光片。CAVT主要使用随机点立体图,有10种训练程序,常用的为CAVT Random Dot Stereograms:Jump Vergences。

该训练中,视标是由随机点构成的,融合后隐藏的图形会浮在随机点平面之上。从8种答案中选择看到的图形,正确时系统会自动增加视标的视差,错误时会减低。

(2)虚拟现实技术(VR):结合仿真技术、计算机图形学、人机接口技术、多媒体技术传感技术以及网络技术等多种技术研发的一种计算机仿真视觉训练系统。目前国内外多家公司陆续已开发出基于VR技术的视觉训练系统,主要用于斜弱视、双眼视觉功能异常的诊治。该技术中仿真虚拟世界更接近自然的视觉条件,而且听、视、触等多感官参与,手眼脑全面协调,有效保障了训练效果。此外,还具有更新升级便捷、参数调节精准、趣味性足、训练场景真实等优点。当然重量较重、操作复杂、价格较高等问题也有待于进一步解决。

(3)计算机辅助家庭视觉训练　随着计算机技术的发展,家庭版计算机辅助视觉训练技术已得以应用,是家庭训练的一个不错选择。

1)Home Therapy System(HTS):是家庭视训最常用的计算机辅助训练软件,它包括聚散功能四步训练,是诊室训练的极好补充,也有调节、扫视、追随运动训练。该软件最突出的特点是医生可以通过互联网监控患者的训练情况并可及时调整训练计划。

2)CAVT(Computer Aided Vision Therapy):含有双眼视觉、眼运动及视觉信息处理等训练项目,其中聚散功能训练效果较为显著。

> ### 知识拓展
>
> #### 视觉训练反馈线索
>
> 视觉训练常用的反馈线索主要包括:复视、模糊、抑制、光泽、肌肉运动知觉的感知、近小远大反应、漂移、定位、视差运动。
>
> 1. 复视　是强有力的反馈线索,且比较容易跟患者解释。如果视觉训练中患者感知到了复视,他应该知道此时双眼视轴不协调。
>
> 2. 模糊　是聚焦系统聚焦过度或不足的反馈。当患者可以自行控制调节系统时,他能够通过必要的调节改变来消除模糊。
>
> 3. 抑制　是应该向患者介绍的重要且简单的反馈机制。实际上,所有的双眼视觉功能训练设备均有抑制控制设计,比如聚散训练卡上的字母"L"和字母"R","L"只能被左眼看到,"R"只能被右眼看到,如果训练中只看到一个字母,患者会立即得到"发生抑制"的反馈。
>
> 4. 光泽　当患者将不同颜色的视标融合时,会产生光泽感。光泽就是所见颜色结合的感知。医生应该让患者知道当融合后,看到的像应该是两种颜色的混合。光泽的缺失具有重要的临床意义,如果只看到红色或绿色,说明可能发生抑制,需要再结合其他抑制线索进行分析。
>
> 5. 肌肉运动知觉的感知　所有调节及双眼视觉训练的共同之处就是强调对调节或集合的感知。我们希望患者能够感知调节产生和放松的不同、集合和散开的不同。如果患者能够获得这种肌肉运动知觉,将有助于视觉训练的实施。
>
> 6. 近小远大反应　SILO是"small in, large out"的首字母缩写,是指当聚散需求改变,患者努力维持融像时所经历的感知变化。当集合需求增加,患者要维持融像时,会感觉视标变小变近。这就是SILO中的SI(small and in)。相反,当散开需求增加,患者要维持融像时,会感觉视标变大变远,这就是SILO中的LO(large and out)。

该反馈非常有价值，可以帮助医生在一定程度上了解患者的训练情况。比如进行集合训练时，如果更小更近，则提示双眼视轴交叉点更近了。

　　7. 漂移　是指在视觉训练过程中，随着聚散需求的改变而出现的目标移近和移远的感觉。集合时，视标会有移近的感觉，散开时会移远。该现象实际是 SILO 的一种，可以帮助医生了解患者在集合时是不是看得更近，散开时是不是看得更远。

　　8. 定位　是视觉训练过程中非常有价值的反馈线索之一。它是指双眼融合后，患者能够指出融合像的位置，主要基于生理性复视机制。

　　定位可以让患者知道视觉训练过程中视觉系统发生的改变，如果集合训练量增加，视觉系统必须看得更近、双眼视轴交叉，才能保持融像和双眼单视。当然，我们也不能过度强调它的重要性。

　　9. 视差运动（parallax）　是指患者运动时对融合目标的感知。如果患者通过集合将视标融合，那么患者向右移动时视标也向右移动，视标与患者的移动方向一致。当散开时，视标与患者的移动方向相反，因此当患者向后退两步远离视标时，视标看起来也会后退远离患者。

　　医生可通过视差运动监控患儿的视觉训练，间断性地让其左右移或前后移，并问他视标如何移动。对于年长者，视差也是一种反馈线索，可以辅助判断是否完成训练任务。

（张艳玲）

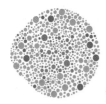

第五章 斜视及斜视的治疗原则

学习要点

1. 掌握：调节性内斜视的诊断和治疗。
2. 熟悉：内斜视、外斜视、A-V 型斜视的诊断和治疗。
3. 了解：垂直斜视、麻痹性斜视和特殊类型斜视。

斜视（strabismus，squint，deviation）是指一眼注视时，另一眼偏离目标，双眼视轴呈分离状态，患病率约为 3%。通常有以下几种分类方法：

1. 根据眼位偏斜的方向 内斜视（esotropia）、外斜视（exotropia）、垂直斜视、旋转斜视以及混合型斜视。

2. 根据眼位偏斜能否被融合机制控制 隐斜（phoria）、间歇性斜视（intermittent tropia）和恒定性斜视（constant tropia）。

3. 根据发病年龄 婴儿型斜视或先天性斜视和获得性斜视。

4. 根据注视情况 单眼性，交替性。

5. 根据眼球运动和斜视角有无变化 共同性斜视（comitant strabismus）和非共同性斜视（incomitant strabismus）。共同性斜视的主要特征是眼球运动无限制，斜视角不因注视方向的改变而发生变化。非共同性斜视则眼球运动有不同程度的障碍或限制，斜视角随注视方向的改变而发生变化，可分为限制因素及麻痹因素两种：前者是由于粘连、嵌顿等机械性限制引起的限制性斜视，后者是由于神经肌肉麻痹引起的麻痹性斜视。

第一节 内 斜 视

一、婴儿型内斜视

（一）定义

婴儿型内斜视（infantile esotropia）是出生 6 个月以内发现的显性非调节性内斜视，也称作先天性内斜视（congenital esotropia）。

（二）诊断要点

1. 发病年龄在出生 6 个月以内，通常是 3~4 个月内。

2. 斜视角较稳定，多为大角度内斜视，一般大于 30$^\triangle$（图 5-1A）。远近斜视角相等，AC/A 正常。

3. 常出现交叉注视（图 5-1B）或交替注视，代表双眼视力相等或相近，可避免出现单眼斜视性弱视。

4. 大多数人认为婴儿型内斜视是非调节性的，但也有人认为有调节因素存在。

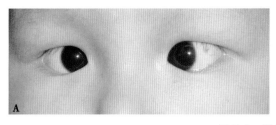
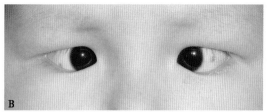

图 5-1　婴儿型内斜视
A. 右眼注视,左眼内斜视;B. 双眼交叉注视

5. 屈光状态　多为 1~2D 的远视,也可伴有中、高度远视或近视、散光。

6. 眼球运动　早期没有受限,可用娃娃头试验鉴别。若长期不矫正眼位,内直肌、球结膜继发挛缩,则可表现为外展受限和内转过度。

7. 弱视　当一眼恒定性内斜时,偏斜眼出现斜视性弱视。

8. 常伴有下斜肌功能亢进(图 5-2)、分离性垂直斜视(DVD)(详见第五节)、眼球震颤(详见第九章)等。

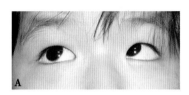
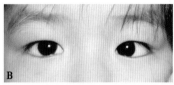
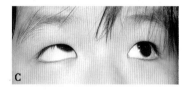

图 5-2　婴儿型内斜视(伴下斜肌功能亢进)
A. 左眼下斜肌功能亢进;B. 左眼内斜视;C. 右眼下斜肌功能亢进

(三)特殊检查

娃娃头试验:当患儿注视眼前某一视标,将其头快速转向偏斜眼偏斜方向,如无外直肌麻痹,则内斜眼可出现快速的矫正性外转动作。

(四)鉴别诊断

1. 假性内斜视　患儿内眦赘皮,遮住鼻侧球结膜,外观呈内斜视,但角膜映光点正位,交替遮盖示正位(图 5-3)。

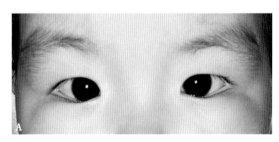
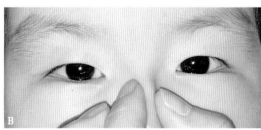

图 5-3　假性内斜视
A. 内眦赘皮造成"内斜视"的假象,角膜映光正位;B. 消除内眦赘皮影响后外观正位

2. 先天性展神经麻痹　患眼内斜视,且外转运动受限,完全麻痹者外转不能过中线,娃娃头试验和主动收缩试验可予鉴别。

3. Duane 眼球后退综合征 I 型　患眼内斜视,眼球内转时睑裂变小,伴上射表现。

4. Mobius 综合征　单侧或双侧展神经、面神经缺如,患眼内斜视、外转不能、面无表情(面具脸)同时可合并其他神经发育不良。

(五)治疗

1. 矫正屈光不正　使用睫状肌麻痹剂后检影验光,全矫配镜,戴镜 3 月后复诊,注意戴镜和不戴镜状态下的眼位变化情况。

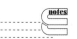

2. 弱视治疗　开始治疗的时间越早，治疗效果越好。当单眼恒定性内斜视时易导致弱视，需采取健眼散瞳或遮盖治疗。为预防出现遮盖性弱视，宜选择部分时间遮盖，且定期复诊。注意眼底注视性质检查，中心注视的患儿可以考虑辅助红光刺激结合精细目力训练，偏心注视患儿需结合光刷以及后像治疗。

3. 手术矫正眼位　若患儿可以交替注视或者交叉注视，说明双眼视力相近，可考虑 2 岁前尽早手术矫正眼位，以获得更好的双眼视功能。若患儿有斜视性弱视，为获得更好的双眼视功能和远期手术效果，需经过弱视治疗，待双眼视力相近，再行手术。

实例 5-1

患儿，男，21 个月。家长诉出生后即发现双眼内斜视。足月顺产，否认产伤及头部外伤史，否认遗传病史。专科检查如下：

视力检查不合作。

Hirschberg 试验：右：+45°（右眼向内偏斜，右眼斜视眼，左眼注视眼）。右眼可注视视标。

交替遮盖：双眼均由内到正中伴隐性眼球震颤。

眼球运动：双眼下斜肌功能亢进（++）。

娃娃头试验：双眼外转到位。

小瞳下检影验光：OD：+1.00DS　OS：+1.00DS

睫状肌麻痹后检影验光：OD：+3.00DS　OS：+3.00DS

小瞳下三棱镜＋交替遮盖检查：近距 +100$^{\triangle}$　远距 +100$^{\triangle}$

戴全矫眼镜后三棱镜＋交替遮盖检查：近距 +100$^{\triangle}$　远距 +100$^{\triangle}$

注视性质：双眼均中心注视。

眼前段检查未见异常，散瞳下眼底检查未见异常。

同视机检查：不合作。

Worth 4 点灯检查：不合作。

线状镜检查：不合作。

立体视检查：不合作。

初步诊断：婴儿型内斜视、隐性眼球震颤

诊断依据：患儿出生后即被发现内斜视，无明显屈光不正，小瞳下和睫状肌麻痹后三棱镜检查斜视量均为 +100$^{\triangle}$ 内斜视。

娃娃头试验提示双眼外转均到位，交替遮盖检查时发现患儿双眼有隐性眼球震颤。

因此诊断为婴儿型内斜视、隐性眼球震颤。

处理：该患儿睫状肌麻痹后检影有 +3.00DS 远视，因此予戴全矫眼镜，右眼为斜视眼，常用左眼注视，建议每天遮盖左眼 2~4 小时。经上述治疗 3 个月后复诊发现患儿斜视角无变化，双眼可交替注视，说明患儿双眼视力相近。因此，于 24 月龄时行双眼斜视矫正术。术前、术后情况如图 5-4 所示。

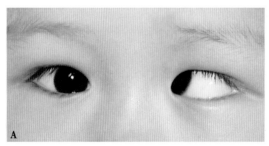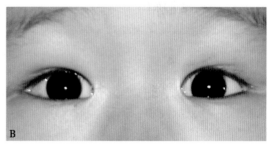

图 5-4　先天性内斜视术前（A）术后（B）

二、共同性内斜视

（一）调节性内斜视

调节与集合之间存在着内在的联动关系，由于增加调节力或异常的高 AC/A 比值导致集合过量所产生的内斜视称为调节性内斜视。临床上可以分为屈光调节性内斜视、非屈光调节性内斜视，部分调节性内斜视。

1. 屈光调节性内斜视（refractive accommodative esotropia）

（1）定义：充分睫状肌麻痹或者完全矫正远视性屈光不正后，内斜症状消失或者变为内隐斜者为屈光性调节性内斜视（图 5-5）。

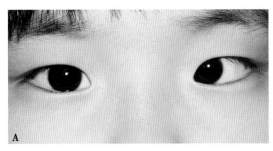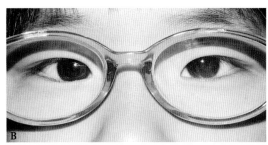

图 5-5　屈光调节性内斜视
A. 屈光矫正前；B. 屈光矫正后

（2）诊断要点

1）发病年龄：多见于 2 岁到 3 岁之间。

2）斜视角：变化较大，早期内斜视可间歇性出现，注视调节视标时易诱发内斜视。

3）屈光状态：多为中高度远视（+2.00D～+6.00D）。

4）充分睫状肌麻痹或者完全矫正远视性屈光不正后，内斜症状消失或者变为内隐斜。如早期不及时治疗，间歇出现的内斜症状会变成恒定性内斜，主斜眼将出现斜视性弱视。

5）AC/A 正常。

（3）治疗：

1）矫正屈光不正：充分麻痹睫状肌的情况下检影验光，全矫配镜，最大程度的放松调节和减少调节性集合。2～3 个月随访，随访过程中注意眼位变化及视力变化情况，适当调整眼镜度数：一次减少眼镜度数以 +0.50D～+1.00D 为好，以保持眼位正位或者保留无视觉疲劳的内隐斜为宜。如果长期配戴全矫眼镜，影响患者的融合功能，继发集合不足，则可能出现患者由正位或者内隐斜变为外隐斜，甚至戴镜状态下的间歇性外斜视。

2）治疗弱视：根据患者的年龄及视力情况，适当地选择遮盖时间。联合红光刺激及近距离精细目力训练。偏心注视患者可增加光刷及后像治疗等辅助治疗。弱视治疗期间应定期随访，密切关注双眼视力变化情况，适时调整治疗方案，以免发生主导眼的遮盖性弱视。

3）正位视训练（orthoptic treatment）：当双眼视力已提高至最佳视力水平，接下来就是定期检查患者的屈光状态和眼位，并且继续戴镜。可以通过正位视训练帮助改善双眼单视功能。其目的如下：① 当内斜明显的时候克服单眼抑制，获得双眼视物复视的认知状态；② 通过增加融合范围，有利于患者控制正位继而摘去眼镜；③ 提高双眼裸眼视力。

4）选择患者进行正位视训练时，应满足以下条件：① 远视度数≤ +3.00DS，散光≤1.00DC；② 依从性和合作性佳；③ 不戴镜时斜视度≤25$^\triangle$正位视训练成功的可能性较大。

正位视训练步骤：包括脱抑制训练和增强负融合功能训练：详见斜视的非手术治疗章节。

5）屈光性调节性内斜视戴全矫眼镜后眼位正位者禁忌手术矫正内斜视。

实例 5-2

患儿，女，4 岁。家长诉 3 岁时发现其视近阅读时双眼向内偏斜，左眼偏斜多见。

专科检查如下：

裸眼视力：OD：0.5 OS：0.3

Hirschberg 试验：左眼 +15°（左眼向内偏斜，右眼注视眼）

交替遮盖：双眼均由内到正中。

眼球运动：各诊断眼位眼球运动基本正常。

小瞳下检影验光：OD：+4.00DS/+1.00DC×90　OS：+4.50DS/+1.00DC×90

睫状肌麻痹后检影验光：OD：+5.00DS/+1.00DC×90（0.7）

　　　　　　　　　　　　OS：+6.00DS/+1.00DC×90（0.4）

小瞳下三棱镜 + 交替遮盖检查：近距 +30$^\triangle$　　远距 +30$^\triangle$

睫状肌麻痹后戴矫正眼镜，三棱镜 + 交替遮盖检查：近距 +5$^\triangle$　远距 +5$^\triangle$

注视性质：双眼均中心注视。

眼前节检查未见异常，散瞳下眼底检查未见异常。

同视机检查（裸眼）：主观斜视角 +17° 客观斜视角 +15°

同视机检查（戴镜）：主观斜视角 +3° 客观斜视角 +2°

AC/A：4.3

Worth 4 点检查：左眼抑制（远 & 近）。

线状镜检查：左眼抑制（远 & 近）。

立体视检查：（裸眼）无；（戴镜）Titmus：200″ TNO：无。

初步诊断：屈光调节性内斜视

　　　　　双眼屈光不正

　　　　　左眼斜视性弱视

诊断依据：患儿 3 岁时被家长发现左眼向内偏斜，视近阅读时明显。小瞳下斜视角为 +30$^\triangle$充分睫状肌麻痹全矫配镜后斜视角减少为 +5$^\triangle$内隐斜。眼球运动协调。双眼屈光度相近，但右眼矫正视力为 0.7，左眼矫正视力为 0.4，因此诊断屈光调节性内斜视，双眼屈光不正，左眼斜视性弱视。

处理：因患儿左眼为主斜眼，戴镜后眼位正位，矫正视力右眼 0.7，左眼 0.4，因此不必手术，需全矫配镜，同时结合部分时间遮盖右眼治疗弱视。

2. 非屈光调节性内斜视

（1）定义：视近内斜视斜视角大于视远斜视角，其原因是由于一定的调节产生过量的调节性集合运动，称作非屈光调节性内斜视，也称高 AC/A 性内斜视（convergence excess accommodative esotropia with a high AC/A ratio）。其发病原因与屈光因素无关，是调节与调节性集合的一种异常联动效应。

（2）诊断要点

1）发病年龄：常见于 6 个月～3 岁发病，早期内斜症状间歇出现，后逐渐变为恒定性。

2）高 AC/A：通常≥7$^\triangle$/D，甚至可达 10$^\triangle$/D 以上（正常值为 3$^\triangle$～5$^\triangle$/D）。

3）完全矫正远视性屈光不正后看近内斜度数大于看远。看远可以正位，看近或者调节视标诱导下可以表现出明显的内斜。

4）屈光状态　多为中度远视，+1.50D～+5.00D，偶见正视或者近视患者。

5）双眼视力无明显差别，弱视主要见于未被矫正的屈光参差患者。

6）内斜明显时常伴有单眼抑制。

7）调节近点正常。

（3）特殊检查：AC/A 的测量：同视机梯度法测量，患者戴矫正眼镜，用同视机检查自觉斜视角，插入 −3.00DS 镜片后再检查自觉斜视角，两者相减，再除以 3，所得值即是 AC/A 值。

（4）治疗：

1）矫正屈光不正：远视应该全矫配镜。近视合并非屈光调节性内斜视患者选择全矫或者欠矫，需要考虑以下治疗方案：低度近视若患者无视物不清，可以不予矫正。

2）配戴双焦点眼镜：在原有远用处方的基础上镜片下加 +2.50D～+3.00D 的近附加度数，或者选择近距离注视时可以保持双眼正位的度数。注意下加光片的高度既要低头视近时覆盖瞳孔，又要不影响镜片视远区。

3）治疗弱视：弱视少见，常见于屈光参差或者单眼恒定性内斜视的患者。治疗同屈光调节性内斜视。

4）选择治疗方式：矫正屈光不正和弱视治愈后可以选择保守治疗或者手术矫正眼位。需要考虑的因素主要有：①患者年龄：患者年龄太小不能配合戴双焦点镜和正位视训练，可以早期观察，择期手术矫正眼位；②看远看近的斜视角：大角度的偏斜（≥30$^\triangle$）可选择长期戴双焦点眼镜或者手术治疗；看近小角度的偏斜且患者年龄大于 6 岁，可以选择短期配戴双焦点眼镜结合正位视训练；③ AC/A 值：≥8$^\triangle$/D，要求长期配戴双焦点眼镜或者手术；④ 双眼单视功能水平：由于微小角度内斜或者融合范围小使得双眼单视功能低下，则术后出现连续性外斜视的风险较大。

3. 部分调节性内斜视

（1）定义：充分麻痹睫状肌或者配戴全矫眼镜后，原有内斜视减少但仍残留一部分内斜视者为部分调节性内斜视（partial accommodative esotropia）（图 5-6）。

（2）诊断要点：

1）充分麻痹睫状肌全矫戴镜，内斜度数减少，但不能完全矫正（残余内斜视大于 10$^\triangle$）。

2）多伴有单眼弱视。

3）多为中高度远视。

4）可合并垂直斜视、斜肌功能异常、A-V 型斜视、分离性垂直斜视等。

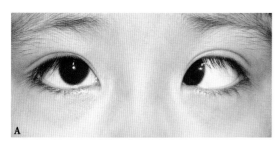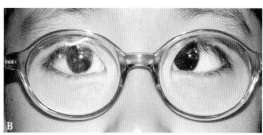

图 5-6 部分调节性内斜视
A. 戴镜前；B. 戴镜后不能完全矫正

（3）治疗：

1）矫正屈光不正：睫状肌麻痹下全矫配镜，适时随访。随访过程中根据眼位和视力变化情况调整配镜处方。

2）治疗弱视。

3）手术矫正眼位：戴镜半年后内斜视不能完全矫正，且弱视眼视力达到正常水平，可考虑手术矫正非调节部分内斜视。调节部分继续戴镜。半年复诊，注意眼位和屈光度数变化情况，调整配镜处方。

实例 5-3

患儿，女，5岁。主诉：发现左眼向内偏斜2年，未曾检查治疗。专科检查如下：

裸眼视力：OD：0.2　OS：0.3

Hirschberg试验：左眼 +30°（左眼向内偏斜），双眼可交替注视。

交替遮盖：双眼由内到正中。

眼球运动各方向自如。

小瞳下检影验光：OD：+4.00DS　　　OS：+3.00DS

睫状肌麻痹后检影验光：OD：+6.00（0.7）　　　OS：+4.50（0.9）

三棱镜＋交替遮盖检查（sc）：近距 +80$^\triangle$ 远距 +80$^\triangle$

　　　　　　　　　　　　（cc）：近距 +55$^\triangle$ 远距 +55$^\triangle$

注视性质：双眼均中心注视

眼前段检查未见异常

同视机检查（sc）：主观斜视角 +32° 客观斜视角 +32°

同视机检查（cc）：主观斜视角 +20° 客观斜视角 +20°

AC/A：6

立体视检查：Titmus：无　　　TNO：无

初步诊断：部分调节性内斜视

　　　　　双眼屈光不正

诊断依据：患儿3岁时发现左眼向内偏斜，双眼可交替注视，左眼为主斜眼。小瞳下斜视量为 +80$^\triangle$，同视机检查主观斜视角为 +32°，充分睫状肌麻痹全矫配镜后斜视量减少为 +55$^\triangle$，眼球运动协调。因此诊断为部分调节性内斜视。

处理：全矫配镜。戴镜半年后观察眼位变化及视力情况。当患儿双眼矫正视力相近，斜视度稳定后手术矫正非调节部分内斜视。术后仍需戴镜矫正调节部分内斜视。

（二）非调节性内斜视

1. 基本型内斜视（basic esotropia）

（1）定义：内斜视与调节因素无关，远近斜视角相等，AC/A 正常。

（2）诊断要点：

1）发病年龄为出生6个月后，通常为儿童期。

2）没有明显屈光异常，斜视度与调节因素无关。

3）视远视近斜视角相同。

4）单眼恒定性内斜视者常伴有斜视性弱视。

（3）治疗：

1）矫正屈光不正。

2）治疗弱视。

3）手术矫正眼位：弱视治疗后，双眼视力基本平衡，宜尽早手术矫正眼位。

4）双眼视功能训练。

2. 集合过强型内斜视（nonaccommodative convergence excess esotropia）

（1）定义：屈光不正全矫的状态下，视近内斜视角大于视远内斜视角（至少15$^\triangle$），且 AC/A 正常。

（2）诊断要点：

1）屈光状态多为远视或正视。

2）视远时双眼正位或小角度内斜视，视近时内斜视角度较大（+20$^\triangle$～+40$^\triangle$）。

52

3）AC/A 正常或略低。该类型的内斜视是由于集合因素过强而与调节无关。戴双焦点眼镜或使用缩瞳剂无效，治疗可考虑双眼内直肌后徙术或联合内直肌后固定术。

（三）微小内斜视

1. 定义　微小内斜视（micro-esotropia）一般指单眼小角度（< 10$^\triangle$）的内斜视。

2. 诊断要点

（1）单眼小角度内斜视，常 <10$^\triangle$。

（2）患眼黄斑中心凹抑制。

（3）单眼弱视，眼底检查患眼多为旁中心凹注视。

（4）屈光参差多见，多为远视性或者远视性散光的屈光参差。

（5）多见于先天性内斜视术后。

（6）具有粗略双眼视觉。

3. 特殊检查

（1）4$^\triangle$BO 检查：患者双眼注视眼前 33cm 处光源，于一眼前加 4$^\triangle$BO 的三棱镜，若该眼没有微内转运动，说明该眼存在黄斑中心凹抑制；若该眼有微内转而另眼出现伴随性外转后没有矫正性融像的内转运动，则说明未加三棱镜的眼存在黄斑中心凹抑制（详见第六章斜视检查）。

（2）线状镜检查：双眼通过线状镜注视光源，正常情况下可以看到两条相交的直线，光点位于中心交点上；当患眼存在黄斑中心凹抑制时，则所注视的线条有中断现象。

（3）注视性质检查：多为较稳定的旁中心凹注视，注视点常在中心凹偏鼻侧。

4. 治疗

（1）矫正屈光不正。

（2）微小内斜发生在视觉发育成熟儿童及成年人无须特殊治疗，以保持周边融合及粗略双眼视觉。如发生在视觉发育尚未成熟且伴有屈光参差性弱视者可行遮盖等弱视治疗。

（四）急性共同性内斜视（acute comitant esotropia，ACE）

1. 定义　是一种呈急性发作的后天获得性内斜视，发病时患者可立刻感觉双眼水平同侧复视。

2. 诊断要点

（1）发病急，突然出现内斜视，且出现双眼复视。

（2）眼球各方向运动无受限。

3. 治疗

（1）神经内科检查以排除颅内病变。

（2）配戴三棱镜消除复视。

（3）手术矫正眼位：斜视角较大，且患者病情稳定 6 个月后，可考虑手术矫正眼位。

（五）周期性内斜视（cyclic esotropia）

1. 定义　内斜症状出现有一定的周期性，一般为隔日出现，没有内斜表现时有较好的双眼单视功能。

2. 诊断要点

（1）发病突然，诱因：发热、惊吓、外伤等。

（2）呈大角度内斜视，内斜症状出现有一定周期性，一般为隔日出现，日久可成为恒定性内斜视。

（3）没有症状时常为内隐斜或者轻度内斜视，有较好的双眼视功能和立体视。

大部分患者双眼为正视眼，双眼视力相近。

3. 治疗

（1）矫正屈光不正，部分患者内斜症状消失。

（2）手术矫正眼位，手术时机以发病后观察 6 个月为宜，或转变为恒定性内斜视后。手术量的设计可根据斜视日的斜视度计算。

三、继发性内斜视

（一）知觉性内斜视（sensory esotropia）

1. 定义 婴儿时期由于各种原因（屈光参差、外伤、角膜病变、先天性白内障、眼底病变、视神经萎缩等）引起患眼视力严重障碍，双眼融合机制完全受损而导致知觉性内斜视。大部分是单眼视力丧失，也有部分是双眼视力丧失，较严重的一眼表现为知觉性内斜视。

2. 诊断要点

（1）各种病因引起的单眼视力下降或者丧失，如：屈光参差性弱视、先天性白内障、角膜白斑、眼底病变、视神经萎缩、眼外伤等（图 5-7、图 5-8）。

（2）单眼恒定性内斜视。

3. 治疗

（1）针对病因积极治疗原发病，尽量提高患眼视力。

（2）手术矫正眼位，为避免远期继发外斜视，可考虑手术欠矫 $10^{\triangle} \sim 15^{\triangle}$。

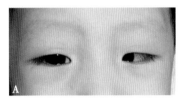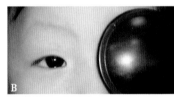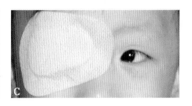

图 5-7 知觉性内斜视

A. 第一眼位左眼内斜视；B. 遮盖左眼，右眼能中心注视；C. 遮盖右眼，左眼不能中心注视，角膜映光位于瞳孔颞侧缘

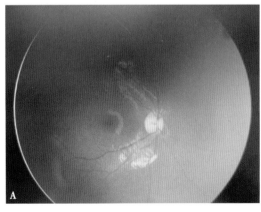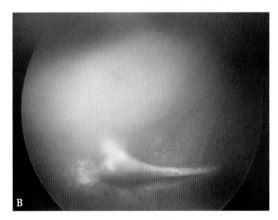

图 5-8 知觉性内斜视眼底照相

A. 右眼底正常；B. 左眼底视盘前以及视网膜前有白色的纤维血管膜粘连至晶状体后部

（二）手术后的内斜视（surgical esotropia）

手术后的内斜视见于外斜视手术后出现的内斜视，又称连续性内斜视（consecutive esotropia）。

因其常可自发改善，故主张可观察几个月而不急于马上手术，可以给予基底向外棱镜、正透镜或缩瞳剂、交替遮盖治疗以及双眼视觉训练；对于斜视角度大（$> 15^{\triangle}$）或复视症状明显，观察 3～6 个月无改善者可以考虑手术治疗。

但若出现大角度内斜视、外展受限,怀疑外直肌肌肉滑脱时,则需要及时探查、将外直肌原位缝合,如不能找到肌肉可行肌肉移植术。

四、非共同性内斜视

(一)展神经麻痹(sixth nerve paralysis)

详见第四节麻痹性斜视。

(二)限制性内斜视

限制性内斜视是一种非共同性斜视,由于眼外肌牵拉的机械作用,限制了眼球向相反方向转动而产生的斜视和复视。常见的有眼眶爆裂性骨折、甲状腺相关性眼病和高度近视所引起的限制性斜视。

伴有高度近视的内斜视:轴性高度近视可继发眼球运动障碍、斜视,其斜视度呈进行性增加,晚期多形成内下斜视,患眼外转、上转严重受限。这种轴性高度近视继发的内斜视又称为重眼综合征(heavy eye syndrome)。高度近视相关内斜视的发生主要是当眼轴明显增长超出肌锥的容纳范围时,增长的眼球后部突破颞上方薄弱的 Pulley 带,从外直肌和上直肌之间疝出,从而发生外直肌下移、上直肌鼻侧移位引起眼球固定在内下斜位。以手术治疗为主。对于内斜视合并中低度近视者,可采用内斜视的常规术式。对于伴高度近视的内斜视患者,如眼球固定于内下斜位不能外展,此时后徙 - 缩短手术一般无效,而且外直肌的缩短术可能会加重肌肉的移位。可行 Yokoyama 术(上直肌和外直肌接近肌腹处联扎,形成肌肉"弹弓",将眼球推回肌锥)。

第二节　外　斜　视

一、先天性外斜视

1. 定义　先天性外斜视(congenital exotropia)是出生后 1 年内发生的大角度恒定性外斜视(constant exotropia)。

2. 诊断要点

(1)出生后 12 个月内发病。

(2)大角度恒定性外斜视,双眼常可交替注视。

(3)因外斜视发病在生后早期,尚未建立正常的双眼视功能,患儿多无正常的双眼视功能。

3. 治疗

(1)首先排除是否合并颅内神经系统疾患,以及全身或眼部其他疾病。

(2)其次是矫正屈光不正,弱视治疗。

(3)待双眼视力基本相当可交替注视后尽早手术矫正眼位,以获得最佳的双眼视功能。

二、间歇性外斜视

(一)定义

间歇性外斜视(intermittent exotropia)是指由于双眼集合和发散功能失平衡,形成一种介于外隐斜和恒定性外斜视之间的过渡型外斜视。患者需要通过融合机制控制双眼正位,在精神不集中,疲劳等状态下表现出显性外斜视(图 5-9)。

(二)分类

1. 基本型　视远视近斜视角基本相等(≤10$^\triangle$)。

2. 散开过强型　视远斜视角大于视近,两者斜视角相差≥15$^\triangle$。

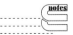

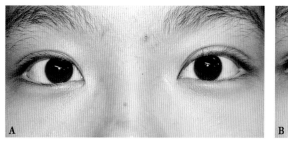
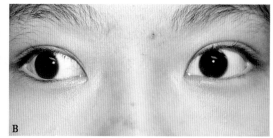
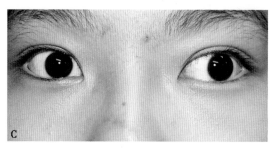

图 5-9　间歇性外斜视

3.集合不足型　视近斜视角大于视远,两者斜视角相差≥15$^{\triangle}$。

4.类似散开过强型　初次检查时视远斜视角大于视近斜视角,但当单眼遮盖 1 小时后检查,视远视近斜视角大致相等。

（三）诊断要点

1.斜视角变化较大,疲劳、注意力不集中或者看远时外斜明显,视近或者注意力集中双眼可控制正位。

2.常有"畏光"表现,阳光下喜闭一眼视物。

3.控制正位时有一定的双眼视功能。

4.当用调节性集合控制正位时,常有视疲劳,阅读困难,单眼视力好于双眼视力的表现。

（四）特殊检查

1.眼位检测包括看近、看远、遮盖一眼半小时后检查斜视量。

2.双眼视功能检查包括同时视、融合、远近立体视、融合范围的测定等。

（五）治疗

1.矫正屈光不正　矫正屈光不正提高视网膜像清晰度,通过增加集合刺激控制外斜视。一般来说,远视<+3.00D,患儿双眼视力仍较好,可考虑不予矫正,以免放松融合功能而使视近外斜加重;近视,以及低度近视宜足矫;>+3.00D 远视、散光、屈光参差等宜矫正。

2.弱视治疗　屈光参差性弱视和斜视性弱视宜选择遮盖主导眼提高弱视眼视力,待双眼视力相当时考虑手术矫正眼位,可提高手术成功率以及远期手术效果。

3.正位视训练　主要有脱抑制训练和融合功能训练。集合训练本身不矫正斜视,因此术前不建议行集合功能训练,以免术后出现过矫。术后仍表现为融合功能不足者,可考虑集合功能训练,增加融合范围。

4.三棱镜　使用底向内的三棱镜促进融合,适用于小度数外斜视的矫正,以减轻近距阅读疲劳。也适用于斜视手术后微量的欠矫或过矫的情况。

5.手术矫正眼位　手术适应证有:

（1）水平斜视量>20$^{\triangle}$。

（2）外斜视出现频率增加。

（3）双眼视功能破坏。

（4）影响患者美观,要求手术矫正眼位。

实例 5-4

患者，男，16 岁。主诉：双眼间歇向外偏斜 5 年。5 年前发现双眼间歇向外偏斜，看远时外斜视明显，偶有视物重影。看近阅读困难，易视物疲劳。

斜视专科检查：

裸眼视力　OD：1.0　　OS：1.0

角膜映光点：−20°，可控制正位，可交替注视

交替遮盖：双眼由外至正中

眼球运动：各方向运动基本正常

三棱镜 + 交替遮盖：视近 −50$^\triangle$　视远 −60$^\triangle$

同视机检查：主观斜视角：到处同侧复视

　　　　　　客观斜视角：−23°

Worth 4 点检查：视远、视近均单眼抑制

立体视检查：Titmus：200″ TNO：无

眼前段及眼底检查均未见明显异常。

初步诊断：间歇性外斜视

诊断依据：该患者视远出现明显外斜视，视近可控制正位，且有阅读困难，视近视疲劳等表现，三棱镜 + 交替遮盖：视近 −50$^\triangle$　视远 −60$^\triangle$。因此诊断为间歇性外斜视。

处理：

1）该患者外斜视明显，双眼视功能已经有所破坏，考虑手术矫正眼位。

2）术后行双眼视功能训练（主要是脱抑制和融合功能训练）。

三、继发性外斜视

继发性外斜视主要有知觉性外斜视、连续性外斜视、残余性外斜视等。

（一）知觉性外斜视（sensory exotropia）

1. 诊断要点

（1）各种病因引起的单眼视力下降或者丧失：如屈光参差性弱视、先天性白内障、角膜白斑、视神经萎缩、眼外伤等。

（2）受累眼呈恒定性外斜视。

（3）斜视角通常较大。

2. 治疗

（1）针对病因治疗。

（2）手术矫正眼位。

（二）连续性外斜视

内斜视矫正术后或无双眼视功能的内斜视患者，由于双眼融合功能不足而渐变为外斜视。主要特征：

（1）出现外斜视前存在远视眼或内斜视手术矫正史。

（2）幼年时有中、高度远视，斜视，双眼视功能不良，多无同时视及融合功能。如内斜视矫正术后第一天即出现的外斜视，应检查眼球运动有无受限，排除肌肉滑脱，一旦明确肌肉滑脱导致连续性外斜视，应立即手术探查。对于内斜视术后轻度过矫者，观察至少 6 周。若 6 周后外斜角持续大于 15$^\triangle$并伴有复视，应考虑再次手术。

（三）残余外斜视

外斜视手术欠矫所致。对于儿童患者而言，若外斜视术后欠矫，观察 6 周后外斜度持续大于 15$^\triangle$可以考虑再次手术。成年患者若残余外斜视仍影响外观，观察 6 周后可以酌情手

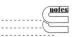

术。若残余外斜视度数小,患者本人满意,则不必手术。

四、非共同性外斜视

根据眼外肌功能是否存在运动障碍可以将斜视分为共同性斜视和非共同性斜视。非共同性斜视主要有麻痹性斜视和限制性斜视两种类型,其中最常见的非共同性外斜视是动眼神经麻痹(oculomotor nerve palsy)。详见第四节麻痹性斜视。

第三节　A-V 型斜视

一、A-V 型斜视

(一) 定义

A-V 型斜视(A-V pattern deviation)是指伴垂直非共同性的水平斜视,即双眼上转和下转时其水平斜视角不等(图 5-10)。

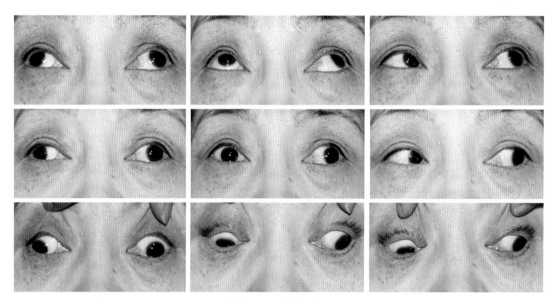

图 5-10　外斜 V 征

患者双眼向正上方注视时外斜斜视角大,向正下方注视时外斜斜视角小,故称外斜 V 征

(二) 诊断要点

(1) A 型斜视向上 25°注视和向下 25°注视时,水平斜视角相差> 10$^{\triangle}$。

(2) V 型斜视向上 25°注视和向下 25°注视时,水平斜视角相差> 15$^{\triangle}$。

(3) A 型斜视常伴有上斜肌功能亢进,V 型斜视常伴有下斜肌功能亢进。

(三) 分型

(1) A 型外斜视上转时外斜角度减小,下转时外斜角度变大,两者相差> 10$^{\triangle}$。

(2) V 型外斜视上转时外斜角度变大,下转时外斜角度减小,两者相差> 15$^{\triangle}$。

(3) A 型内斜视上转时内斜角度变大,下转时内斜角度减小,两者相差> 10$^{\triangle}$。

(4) V 型内斜视上转时内斜角度减小,下转时内斜角度变大,两者相差> 15$^{\triangle}$。

(四) 治疗

1. 矫正屈光不正,提高视力。

2. 手术矫正眼位

二、垂直斜视

垂直斜视(vertical deviation)是由于眼外肌垂直运动肌肉异常导致双眼运动时高低不一致。垂直斜视根据发病原因可分为先天性和后天获得性,前者可以是解剖异常(眼外肌附着点异常、肌肉缺如等)或神经肌肉麻痹;后者可以是由于闭合性颅脑外伤、眶壁骨折、眼眶肿瘤、脑干病变以及全身病变等。垂直斜视大多数是非共同性斜视,其检查、诊断、治疗较水平斜视复杂。

(一)上斜肌麻痹

上斜肌麻痹(superior oblique palsy,SOP)是临床上最常见的垂直肌麻痹,可分为先天性和后天获得性。也可以有单侧上斜肌麻痹或者不对称性或隐匿性双眼上斜肌麻痹。

1. 病因

(1)先天性病因不明,可能与先天发育异常、产伤、生后早期疾病有关(如脑炎、脑膜炎等)。

(2)后天性闭合性颅脑外伤最常见,且多为双侧麻痹。另外还有糖尿病、颅内肿瘤、炎症等。

2. 诊断要点

(1)先天性上斜肌麻痹

1)第一眼位注视时,患眼表现为上斜视,向内转或者内上转时,因麻痹肌的拮抗肌下斜肌功能亢进而使内转眼向内上偏斜明显。若是双眼上斜肌麻痹,可表现为双眼交替性上斜视,即右眼注视时左眼上斜视,左眼注视时右眼上斜视,眼球运动表现为患眼内下转落后(即上斜肌功能不足)及内上转亢进(下斜肌功能亢进)。

2)Bielschowsky歪头试验阳性,即头向高位眼倾斜时,患眼上斜度数明显增加。而向低位眼歪头时,垂直斜视及复视均减轻或者消失。

3)常伴有代偿头位,即眼性斜颈,表现为头歪向健眼侧或者低位眼侧,下颌内收,面向健侧转。其目的是为了消除或减小复视像。长期代偿头位可引起面部发育异常,头颅不对称,脊柱发育异常等畸形。须与胸锁乳突肌挛缩导致的外科斜颈相鉴别(图5-11~图5-13)。

4)水平斜视大都伴有V征。

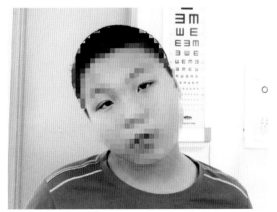

图5-11 先天性上斜肌麻痹患者代偿头位

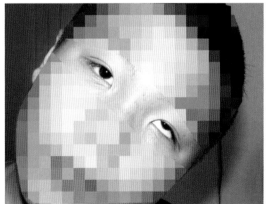

图5-12 左眼先天性上斜肌麻痹患者向左侧歪头试验阳性

(2)后天获得性上斜肌麻痹:症状基本上和先天性上斜肌麻痹相似,但后天获得性上斜肌麻痹患病初突然主诉复视,为消除复视像可存代偿头位,暂无颜面部发育异常。眼球运动表现为患眼向鼻下运动落后,可以不伴下斜肌功能亢进,即向鼻上运动亢进。

3. 特殊检查

（1）Bielschowsky 歪头试验：嘱患者头向右肩或左肩倾斜，注视眼前光源，利用前庭反射观察头被动向一侧倾斜时的眼位，以鉴别一眼上斜肌麻痹还是对侧眼上直肌麻痹。其机制是：当头向右肩倾斜时，反射性的刺激右眼内旋（内旋肌为上直肌和上斜肌），左眼外旋（外旋肌为下直肌和下斜肌）。正常情况下，右眼内旋肌收缩时（头向右肩倾时），其上直肌的上转和上斜肌的下转作用相互抵消，但当上斜肌麻痹时，上直肌的上转作用表现更强，因此该眼上斜更明显。

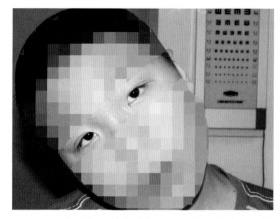

图 5-13 左眼先天性麻痹患者向右侧歪头试验阴性

（2）双眼视功能检查：包括头正位时立体视检查和代偿头位时立体视检查。

4. 治疗

（1）先天性上斜肌麻痹：手术治疗为主，确诊后尽早手术。

（2）后天获得性上斜肌麻痹：首先必须病因检查和治疗原发疾病。对于病因清楚、病情稳定 6 个月以上仍有斜视者可考虑手术矫正眼位，但手术以矫正正前方和下方眼位为主。若垂直斜<10$^{\triangle}$，可考虑配戴三棱镜消除复视，改善代偿头位。

三、双上转肌麻痹

（一）定义

双上转肌麻痹（double elevator palsy）指同一眼的上直肌和下斜肌均麻痹，患眼上转、内上、外上转均受限。

（二）诊断要点

1. 受累眼第一眼位下斜视，常伴假性上睑下垂，即健眼注视时患眼上睑下垂，患眼（低位眼）注视时上睑可抬至正常位置。

2. 眼球运动 受累眼上转、内上转、外上转均受限，且受限幅度相同。双眼向上注视时患眼下斜更明显。

3. 代偿头位下颌上抬。

（三）治疗

以手术治疗为主。

1. 第一眼位无明显垂直斜视和异常头位，可不急于手术治疗，或行健眼上直肌后固定（Faden）手术。

2. 第一眼位垂直斜视较大或存在异常头位者，需要手术。手术可考虑行患眼内外直肌移位（Knapp）术，以加强上直肌上转力量，或者减弱患眼麻痹肌的拮抗肌（下转肌）和对侧眼（健眼）的配偶肌。

第四节 麻痹性斜视

麻痹性斜视（paralytic strabismus）是由于先天性或后天性因素使得支配眼球运动的神经核、神经或肌肉本身发生病变所引起的单条或多条眼外肌完全或部分性麻痹所致的眼位偏斜，其偏斜角度因不同注视方向、距离及注视眼而有所不同，同时伴有不同程度的眼球运动障碍。根据麻痹性斜视发生的时间，通常将其分为先天性与后天性两种。前者为先天性发育异常,后者的发病原因主要有:由于支配眼外肌的神经发生麻痹(常见于:外伤、炎症、脑血管疾病、肿瘤、内、外毒素、糖尿病等全身病),或由于眼外肌的直接损伤及肌源性疾患(如重症肌无力)。

麻痹性斜视的临床特征:

（一）症状

1.混淆视与复视(diplopia) 混淆是由于一眼偏斜后,双眼的黄斑区(对应点)所接受的物像不同,两像在视觉中枢互相重叠,犹如一张曝光两次的照片,物像模糊不清。复视是指将一个物体看成两个,患者自觉视物有重影,遮盖一眼后重影即可消失。这是由于眼位偏斜发生后双眼注视目标时,物像落于注视眼的黄斑区,同时也落于斜视眼黄斑区以外的视网膜上。这两个成像点不是一对视网膜对应点,所以两眼视网膜所接受的视刺激经视路传到视觉中枢时,不能融合为一,而是感觉为两个物像,遂产生复视。

2.眼性眩晕和步态不稳 由于眼外肌麻痹引起的混淆视和复视,使患者感觉到眼前物像错位、模糊一片,甚至倾斜,而出现眩晕症状。由于突然的眼位倾斜,视觉定位功能被破坏,患者走路时步态不稳,常向一方偏斜。

3.异常投射 又称过指现象。当麻痹性斜视患者用患眼注视物体并试图用手去接触该物体时,手总是不能准确地接触该物体而偏向一侧。因为用麻痹眼注视时,麻痹肌功能丧失或明显不足,使得患眼需要更多的神经冲动,眼外肌本体感受器发出信息,中枢接受错误信息后发出错误指令,故不能准确的接触目标。

（二）体征

1.运动受限 眼球运动受限是麻痹性斜视的主要体征之一,主要表现在麻痹眼向麻痹肌作用方向运动受限。

2.眼位偏斜 眼外肌麻痹一般引起患眼向麻痹肌作用相反的方向偏斜。例如右眼外直肌麻痹时,因外直肌为外转肌,故患眼向内偏斜。

3.第二斜视角大于第一斜视角 第一斜视角,又称原发偏斜(primary deviation),是指健眼注视时,麻痹眼的偏斜度。第二斜视角或称继发偏斜(secondary deviation),是指麻痹眼注视时,健眼的偏斜度。麻痹性斜视者若用患眼注视,为维持患眼在原在位(第一眼位),必须有过强的神经兴奋到达麻痹肌,健眼的配偶肌也接受过强的兴奋,表现为功能过强,故第二斜视角比第一斜视角大。

4.非共同性 因麻痹肌在眼球向各个方向转动时所起的作用不同,故向不同方向注视时的斜视度也不同。向麻痹肌作用方向注视时,斜视度最大。

5.续发共同性 一条眼外肌麻痹后可引起同侧眼和对侧眼其他肌肉的功能失调和继发变化。陈旧性麻痹性斜视具备共同性斜视的特征,续发共同性斜视,与原发性共同性内斜视不容易区别。

6.代偿头位 代偿头位是利用代偿注视反射以代偿某一眼外肌功能的不足,使能在一定注视范围内不产生复视,保持双眼单视的异常姿势。一般来说,将面转向复视像距离最大的方向,即麻痹肌作用的方向。代偿头位由三个部分组成:

（1）面向左/右转,以克服水平性复视。当水平肌麻痹时,面向麻痹肌作用方向转,即面向左/右转,眼向相反方向注视。

（2）颏部上仰或内收,即双眼上仰或下俯,可克服垂直性复视。上转肌麻痹时,颏部上仰,眼向下注视;下转肌麻痹时,额部内收,眼向上注视。

（3）头向左/右肩倾斜,以克服旋转性复视(即物像倾斜)。大多数是向低位眼侧的颈肩倾斜。

麻痹性斜视的代偿头位,常可作为诊断的依据,先天性麻痹性斜视,尤其是先天性上斜肌麻痹的代偿头位可保持多年不变,重症者可引起眼性颈斜,并发生颈和颜面的肌肉和骨骼的改变。陈旧的麻痹性斜视,由于有续发的肌肉改变,代偿头位常不典型,甚至消失。

一、展神经麻痹

1. 病因

(1)先天性因素(少见):神经肌肉发育不良、缺如或者产伤等。

(2)后天性因素:展神经在颅内走行最长,以及眶外壁较短,外直肌易暴露,因此神经肌肉易受颅内炎症、肿瘤、外伤等因素致病。

2. 诊断要点

(1)病史:头部外伤史、高热史等。

(2)患眼内斜视,斜视角较大,第二斜视角大于第一斜视角。

(3)患眼外转明显受限,完全麻痹者外转不能到达垂直中线(图5-14)。

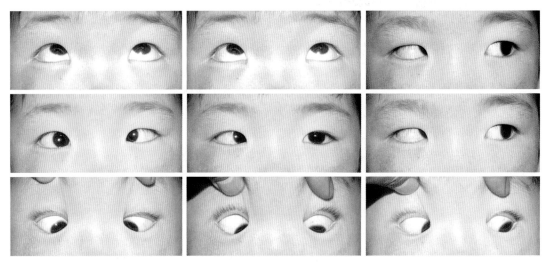

图 5-14　展神经麻痹

右眼展神经麻痹,右眼外转不能过中线

(4)代偿头位:面转向受累肌作用方向,眼向健侧注视。

(5)先天性展神经麻痹者代偿头位明显,一般无复视主诉;后天性者复视明显,表现为水平同侧复视。

3. 特殊检查

(1)同视机检查:测量第一斜视角和第二斜视角以及双眼向左侧注视和向右侧注视时斜视角。

(2)复像分离试验:患者一眼前置一红玻璃片,嘱其注视眼前光源,观察双眼所见的复视像分离情况,从而判断麻痹眼以及麻痹肌肉。

(3)主动收缩试验:用于鉴别外直肌完全麻痹或是部分麻痹,评估外直肌功能。在表面麻醉下,检查者用有齿镊夹住麻痹肌止端处肌腱及球结膜,嘱患者向麻痹肌作用方向注视,感受眼球运动的力量。若检查者感觉镊子有被牵动说明该肌肉有部分功能存在。

(4)被动牵拉试验:当患眼外直肌麻痹,内直肌和鼻侧球结膜继发挛缩引起的限制性眼球运动障碍。在表麻或者全麻下,用镊子夹住偏斜方向角巩膜缘处球结膜,将眼球向偏斜方向的对侧牵拉。若牵拉有阻力,则说明眼球偏斜方向的眼外肌有机械性限制。

4. 治疗

(1)检查病灶,明确病因:如神经内科检查排除颅内病变,五官科检查以排除鼻咽癌引起的展神经麻痹。

（2）单纯的展神经麻痹，可暂用营养神经的药物保守治疗。

（3）保守治疗6个月以上未见好转时，可考虑手术矫正眼位，但外转不足不能治愈。

二、动眼神经麻痹

动眼神经是支配眼外肌的重要神经，它支配的眼外肌数量最多。动眼神经麻痹可以引起多条眼外肌麻痹，也可合并瞳孔括约肌麻痹。

（一）病因

1. 先天性动眼神经麻痹　少见。

2. 后天性动眼神经麻痹　微血管病、后交通动脉瘤、脱髓鞘疾病、头部闭合性外伤、眼眶外伤、颅内肿瘤等。

（二）诊断要点

1. 完全性动眼神经麻痹

（1）大角度外斜视，伴麻痹眼的下斜视和内旋。

（2）麻痹眼上睑下垂，患眼内转、上转、下转功能障碍。

（3）瞳孔散大并固定。

（4）代偿头位：当患眼完全上睑下垂遮盖瞳孔时，患者无复视主诉，故无代偿头位；若上睑下垂未遮盖瞳孔，则患者可有代偿头位，即面部向受累眼的对侧转。

2. 不完全性动眼神经麻痹

（1）可单独一条眼外肌（内直肌、上直肌、下直肌、下斜肌）受累，或者多条肌肉同时受累（图5-15）。

（2）眼睑和瞳孔可以受累或不受累。

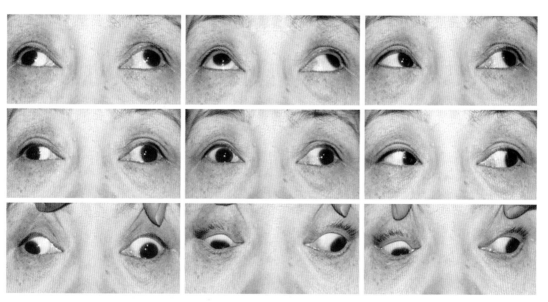

图5-15　动眼神经麻痹

（三）治疗

检查原发病灶，明确病因。

（1）近期动眼神经获得性麻痹者给予神经营养药物等对症治疗，观察6～12个月，部分患者可以治愈，不能治愈的部分可手术矫正眼位。

（2）手术只能在第一眼位矫正斜视，不能完全恢复各诊断眼位眼球运动功能。

三、滑车神经麻痹

滑车神经麻痹（trochlear nerve palsy）是最常见的麻痹性斜视，滑车神经支配上斜肌，滑车神经麻痹即上斜肌麻痹（详见第三节）。

第五节　特殊类型斜视

一、分离性垂直偏斜

（一）定义

分离性垂直偏斜（dissociated vertical deviation，DVD）是一种与眼球运动的 Hering 神经支配法则相矛盾的垂直运动异常，双眼运动呈分离状态，交替遮盖检查中，一眼注视，被遮盖眼出现不自主上飘现象（图 5-16）。

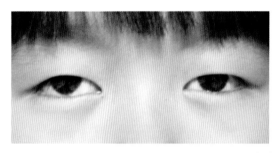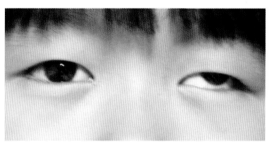

图 5-16　垂直分离性偏斜（DVD）

（二）诊断要点

1. 第一眼位正位或者一眼上斜视，看远或者注意力分散时上斜更明显。

2. 交替遮盖时被遮盖眼上飘伴外旋转，去遮盖时恢复正位伴内旋转至正位。被遮盖眼总是处于高位眼。

3. Bielschowsky 现象　被遮盖眼随注视眼前滤光片密度降低眼位上转，当滤光片密度增高时上斜眼回落甚至超过注视眼呈低位。

4. 头位侧转后向一侧注视，遮盖外转眼，以内转眼注视，外转眼呈上转位。而下斜肌亢进者内转眼呈上转位。

（三）特殊检查

三棱镜 + 交替遮盖法：把三棱镜放在上斜眼前，底向下，交替遮盖并逐渐调整三棱镜度数，直到上斜眼不再上下转动为止。若为双眼 DVD，则双眼分别检查，双眼被遮盖时间尽量相等，方能更好更准确地诱导该眼的上转运动。

（四）治疗

手术为主，但症状轻微，平时不表现为交替上斜视，可保守治疗。如果双眼自发性上飘的程度不一致，且达不到手术标准时，可采用转换注视眼的方法——通过增加或减少眼镜屈光度使上飘严重的一眼转为主视眼，即对此眼足矫，对另一眼欠矫，从而抑制其自发性的上飘。

二、Duane眼球后退综合征

（一）定义

Duane 眼球后退综合征（Duane retraction syndrome，DRS）是以内转或企图内转时眼球后退,睑裂变小,外转时睑裂变大为主要特征的眼球运动障碍性疾病。临床上以眼球后退、眼球运动受限和异常头位为主要特征(图5-17)。

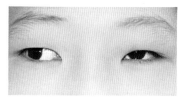 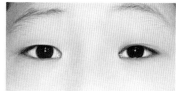 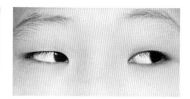

图 5-17　Duane 眼球后退综合征

（二）临床分型

（1）Ⅰ型受累眼外转受限,内转无明显限制,原在位常合并内斜视。

（2）Ⅱ型受累眼内转受限,外转无明显限制,原在位常合并外斜视。

（3）Ⅲ型内外转均受限,原在位可以正位、内斜或者外斜视。

（三）特殊检查

1. 被动牵拉试验提示有限制因素。

2. 眼肌电生理检查提示正常支配眼外肌的展神经缺如或者受损,展神经受到动眼神经的矛盾性支配。

3. MRI 等影像学检查可提示展神经缺如。

（四）治疗

1. 第一眼位无明显斜视或者代偿头位,无特殊治疗。

2. 原在位有斜视、异常头位可考虑手术矫正眼位,手术目的以改善患者眼位和代偿头位为主。

三、Mobius 综合征

（一）定义

Mobius 综合征为由于展神经和面神经先天缺如或发育不良所致的眼病,主要表现为患眼内斜视、不能外转伴有面具脸(图5-18)。

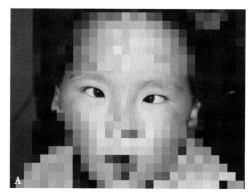 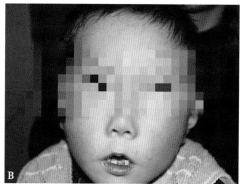

图 5-18　Mobius 综合征
A. 展神经麻痹,双眼内斜视,外展不到中线;B. 面神经麻痹,面具脸

（二）诊断要点

1. 展神经麻痹　患眼内斜视、外转受限。

2. 面神经麻痹　患者表现为面具脸,笑时没有表情。许多患者同时有舌部、肢体及胸部发育异常。

3.异常神经支配　有的患者内、外转同时受限，但侧转却存在异常集合，也有患者内转时有睑裂变化，个别患者有垂直肌受累。

（三）治疗

手术治疗为主。患者主要表现为内斜视，因此手术方法主要是内直肌后徙。

知识拓展

　　先天性脑神经异常支配性眼病（congenital cranial dysinnervation disorders，CCDDs）是一组先天的非进行性的，以眼球、眼睑和（或）面部肌肉运动异常为主要特征的脑神经发育异常性疾病，可以散发或有家族遗传史。这类疾病包括先天性眼外肌纤维化（congenital fibrosis of extraocular muscles，CFEOM）、Duane 眼球后退综合征、Mobius 综合征、水平注视麻痹、先天性上睑下垂和先天性面神经麻痹等。现已经阐明这类疾病的病因是一条或多条脑神经发育异常甚至完全缺失，导致原发性或继发性肌肉异常神经支配，引起眼肌和面部肌肉组织异常，是神经源性疾病而不是单纯的肌源性疾病。因此，将这类疾病统称为先天性脑神经异常支配性疾病（CCDDs）。由于此类疾病是先天性脑神经发育不良或缺如所致，并常合并有神经的异常支配，因此手术治疗仅能改善第一眼位斜视角。

四、Brown 综合征

（一）定义

Brown 综合征（Brown syndrome）指先天或后天性因素限制了下斜肌的运动功能，眼球内转时上转受限，向内上方被动牵拉眼球有阻力的眼球运动障碍。

（二）诊断要点

1.患眼内转时上转受限，上转难过中线（图 5-19）。

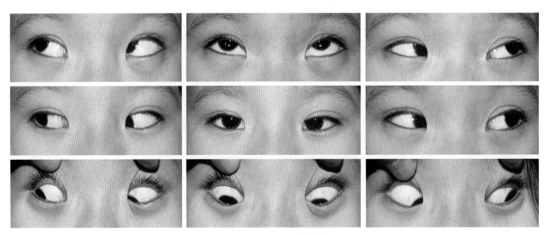

图 5-19　Brown 综合征
患者第一眼位垂直斜视不明显，右眼内转时上转受限，上转难过中线

2.患眼向内上方被动牵拉有阻力，严重者不能过内外眦连线的中线。

3.患眼外上转运动正常或接近正常。

（三）治疗

1.非手术治疗　第一眼位时为正位，并有双眼单视功能，无明显代偿头位，则无须手术。

2.手术治疗　第一眼位存在垂直斜视或伴有明显代偿头位者可手术治疗。可行上斜肌减弱术（上斜肌完全断腱术、上斜肌延长术、上斜肌后徙术等）。

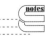

五、甲状腺相关性眼病

甲状腺相关性眼病（thyroid associated ophthalmopathy，TAO）是一种与甲状腺疾病相关的以器官特异性自身免疫反应为主的多因素参与的眼部炎性病变。主要临床表现有眼球进行性突出，上睑回缩、滞落，瞬目减少，眼球运动障碍等（图5-20）。眼外肌受累程度和概率依次是下直肌、内直肌、上直肌、外直肌。其病情和甲状腺功能异常的程度和发展不一定平行，多数患者甲状腺功能亢进，但也有甲状腺功能正常甚至低下。

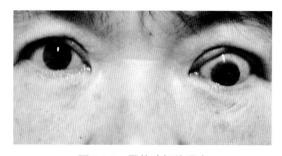

图 5-20　甲状腺相关眼病

（一）特殊检查

1．同视机 9 个诊断眼位斜视量的检查。

2．被动牵拉试验提示肥大挛缩肌肉有限制。

3．眼肌 CT 检查显示肌腹肥厚。

4．实验室检查甲状腺功能亢进者，甲状腺吸碘率增高，血清 T_3、T_4 水平高于正常，血清 TSH 水平不稳定。

（二）治疗

1．全身治疗　内分泌科医生指导下行甲状腺功能异常治疗。

2．眼部手术治疗　眼外肌手术至少应在斜视角稳定 3～6 个月后进行。手术可以消除原在位的复视，但无法完全恢复各诊断眼位的眼球运动功能。

六、重症肌无力

重症肌无力（myasthenia gravis）是一种自身免疫性疾病，主要累及神经肌肉接头突触后膜上的乙酰胆碱受体，致使神经肌肉传导障碍。主要眼部表现有上睑下垂，眼外肌运动无力并复视，斜视角变化不定的特点。上睑下垂表现为晨轻暮重，疲劳加重，休息后改善。

（一）特殊检查

1．疲劳试验　嘱患者向上注视 30 秒钟后发现上睑下垂明显加重。

2．新斯的明实验　肌注 0.5～1.0ml，观察 15～30 分钟后眼球运动和上睑下垂可明显改善。

3．胸部 CT 以排除胸腺瘤。

（二）治疗

1．药物治疗。

2．病情稳定，斜视角稳定者可考虑眼外肌手术矫正眼位消除复视。

第六节　斜视的治疗原则

斜视治疗的主要目标是恢复双眼视功能，同时也具有矫正外观的作用。儿童斜视治疗首先应消除斜视引起的知觉缺陷，包括脱抑制、治疗弱视等；两眼视力平衡后，再运用非手术或手术的方法矫正斜视。伴有明显代偿头位的斜视，手术也具有矫正异常头位防止面部和骨骼发育畸形的作用。成人斜视分两种情况：一种是近期患病，以复视为主要症状，患者要求治疗消除复视。另外一种是斜视发生很早，拖延到成年才要求矫正斜视，患者以要求改善外观为主。即使是后一种情况，对于具有双眼视基础的病人，如外斜视、垂直斜视等仍

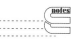

应努力恢复其双眼单视功能。

一、斜视的非手术治疗

（一）适应证（原则）

1. 作为最终能有效治疗措施　例如完全调节性内斜、集合功能不足等,不需要手术治疗的患者,仅戴镜就能治疗斜视。

2. 为手术做准备　例如弱视治疗。

3. 作为过渡期,直至斜视度数稳定而进行手术——例如用三棱镜或遮盖法处理复视,直至斜视情况不再有进一步改变。

4. 对于那些不能很好地或不愿意进行手术的患者,替代手术治疗。

（二）斜视的非手术治疗方法

1. 斜视的光学矫正

（1）框架眼镜:轻微的屈光不正不需要矫正。如果内斜视患者有明显的远视,内斜视的全部或部分原因是由远视引起,属于完全的或部分的屈光性调节性内斜视,应给予全矫处方戴镜矫正。对高 AC/A 比率的内斜视患者,配戴双焦点眼镜可以放松调节的,亦可配镜矫正。

（2）三棱镜:对有复视的斜视患者,配戴三棱镜可使两眼视轴平行,消除复视。单眼三棱镜度低于 $8^\triangle$ 的,可以直接在镜片上加工;大于 $8^\triangle$ 时可以选用压贴三棱镜。处方时,以可以消除复视的较低度数为处方原则。

2. 斜视的药物治疗

（1）散瞳剂和缩瞳剂:用阿托品散瞳可以矫正或部分矫正屈光性调节性内斜视。缩瞳剂可以形成药物性近视,减弱中枢性调节,对高 AC/A 型调节性内斜视有效。

（2）A 型肉毒素:A 型肉毒素具有化学去神经作用。在肌电图监视下将其注射于麻痹肌的拮抗肌内,在药物作用期间,由于药物的神经毒性作用,使肌肉暂时性麻痹,重建了麻痹肌和拮抗肌之间的平衡,能够达到减小或消除斜视的效果。该药已通过美国 FDA 认证,主要应用于中小度数内外斜视（<40$^\triangle$）。术后残余斜视、获得性麻痹性斜视（特别是第Ⅵ对脑神经麻痹）、周期性内斜视、活动期甲状腺相关性眼病等,近年也有用于婴儿型斜视的报告。

3. 弱视治疗　弱视患者需通过治疗改善视力低下眼的视力。应在视觉发育的“敏感期”以内进行治疗,定期复查并检测双眼视力。基本的治疗项目包括屈光矫正和遮盖疗法,详见弱视治疗章节。

4. 正位视训练　有些类型的斜视对正位视训练反应良好。可用于治疗与斜视相关的症状:帮助控制或改善感觉或运动功能,使手术效果达到最佳。正位视治疗应在有经验的视能矫正师的严格监管下进行,不恰当的正位视训练会导致难以克服的复视,每一病例要有明确的目标。临床应用重点是:建立稳固的中心注视、舒适的双眼视觉、消除视觉抑制及异常视网膜对应、加强融合等。

二、斜视的手术治疗

斜视手术通过减弱或加强眼外肌的力量可以机械性地改变眼外肌的位置及其张力,进而改变视轴方向、眼球在眶内的位置及运动功能。

（一）斜视手术治疗的适应证

斜视手术的适应证分为两类,功能治疗和美容治疗。

1. 功能治疗　使双眼正位的目的是恢复或重建双眼单视的功能。

（1）双眼正位促进或重建儿童双眼单视的发育。

（2）以前具备双眼单视的患者行斜视手术使双眼重新正位。此类患者通常有复视,治疗目的是恢复双眼单视。

2．美容治疗　将双眼置于外观满意的位置,但不可能获得双眼单视。

（1）患者有明显的斜视,伴有抑制。

（2）斜视眼无光感或视力低下。

（3）患者在各注视方向均有复视,无论斜视矫正与否,都不存在抑制区。

（二）斜视手术时机

1．儿童　在进行斜视手术之前要进行弱视治疗,并且使患儿家长了解,在斜视手术后仍必须要继续进行弱视治疗。

（1）促进双眼视觉发育:斜视的手术时机由是否影响双眼视觉发育的需要来决定。对较早发生的内斜视(如先天性内斜视、部分调节性内斜视等),应在早期进行手术治疗,将有机会使双眼视觉获得一定程度的发育(通常为周边融合)。

（2）重建双眼视觉:如果斜视发生在已建立双眼视觉的儿童(例如失代偿性斜视或获得性神经麻痹),则一旦斜视稳定,就应立即手术,以使双眼视功能不至丧失。为了避免年幼儿童形成弱视,需要进行遮盖治疗。

对具有双眼视觉的患儿,可适当延后手术治疗,可以在儿童入学前手术。手术应推迟到弱视治疗完毕再进行。但是如果双眼单视功能一旦受破坏,必须及早手术。

2．成人

（1）失代偿性隐斜——应尽快进行合理治疗,以减少患者的症状,并确保没有形成抑制。

（2）获得性病变(如获得性麻痹性斜视)手术应推迟至疾病过程稳定后进行。例如甲状腺相关性眼病,应在疾病的炎症期过后再进行手术;对急性神经麻痹病例,应有充裕的时间,通常为6个月,自行缓解后再进行手术。

对成人来说,美容性斜视手术可在任何时候进行。

（三）斜视手术治疗方法

1．肌肉减弱术　包括直肌后徙术、直肌悬吊术、直肌后固定术、直肌边缘切开术、下斜肌后徙术、下斜肌切断术、下斜肌部分切除术、上斜肌断腱术、上斜肌肌腱延长术等。

2．肌肉加强术　包括直肌缩短术、直肌肌腱前徙术、上斜肌矢状移位术(Harada-Ito术)、下斜肌前转位术、直肌肌腱联结术(Jenson)、上下直肌移位术、上斜肌折叠术等。

3．水平肌肉垂直移位术　用于矫正无明显斜肌异常的 A-V 型水平斜视。内直肌向尖端方向移位,外直肌向开口方向移位。

4．调整缝线术　可用于直肌后徙术、直肌缩短术及上斜肌手术,术中肌肉被滑结固定于眼表,在病人麻醉复苏后,眼部点表面麻醉剂,通过遮盖试验调整缝线松紧。适用于能配合局部麻醉的较大儿童和成人。

（岑　洁　张　芳）

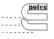

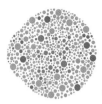

第六章 斜视检查

学习目标

1. 掌握：角膜映光法，遮盖试验和 Maddox 杆眼位检查方法以及 Worth 四点灯和同视机检查的三级视功能，主客观斜视角的检查。

2. 熟悉：同视机的结构原理和检查画片以及 Bagolioni 线状镜；4$^{\triangle}$三棱镜检查。

3. 了解：Kappa 角对角膜映光的影响，单眼运动，双眼运动，牵拉试验等眼球运动检查，和旋转性斜视的检查方法以及红色滤光片检查和同视机后像检查法。

斜视是眼科临床常见的一种眼病。由于斜视患者的两眼不能同时注视目标，不仅影响患者的美观，更影响患者的双眼视觉功能，尤其对于儿童，视功能的影响更为严重，可造成视力下降，可能导致弱视，丢失双眼视觉功能。斜视严重影响患者的生活和工作，导致身心损伤。因此对于斜视，应该做到早检查、早诊断、早治疗。本章节就斜视临床处理过程中涉及的检查方法做一阐述。

第一节 眼 位 检 查

一、角膜映光法

角膜映光法又称为 Hirschberg 测试法，由 Hirschberg 于 1875 年设计而得名，也称为 Hirschberg 角膜反射测试法，是评估眼位是否偏斜的常用筛查测试方法。主要是让被检者注视笔灯，检查者通过被检者角膜上的灯光反光点位置偏离瞳孔中心位置的方向和大小来判断眼位的偏斜类型和大小。对于轻度斜视者，由于偏离位置较小，很难通过角膜映光来发现斜视，但对于较大的斜视来说，却不失为一种简单快捷的方法，因此临床普遍应用。尤其适用于婴幼儿的斜视检查。

（一）角膜映光法

1. 检查目的 角膜映光法通过观察角膜光反射的位置及其与瞳孔的关系来判断斜视的类型和斜视度。

2. 检查方法

（1）设备：遮盖板，笔灯。

（2）检查距离：0.5m。

注意观察两眼角膜上反光点的位置与瞳孔中心的位置关系。

3. 步骤

（1）被检者不戴眼镜，睁开双眼。

（2）检查者手握笔灯，将笔灯对准患者面部中央，与眼同高，距离患者约 50cm，嘱患者注视灯光。

（3）检查者观察被检者两眼角膜上的反光点与瞳孔中心的相对位置，用于判断眼位的偏斜类型和大小，角膜上的反光点不在瞳孔中心处的为斜视眼或非注视眼。

根据斜视眼上的瞳孔反光点和瞳孔中心的位置关系，判断斜视类型（表6-1）。

表6-1 角膜反光点位置与偏斜类型的关系

角膜反光点在瞳孔中心点的相对位置	偏斜类型
鼻侧	外斜视
颞侧	内斜视
上方	下斜视
下方	上斜视

斜视大小的判断，通常在应用中把瞳孔缘和角膜缘作为两个参考标志：①斜视眼或非注视眼角膜映光点位于瞳孔缘，相当于眼位偏斜15°，反光点位于鼻侧瞳孔缘，说明外斜15°；反光点位于颞侧瞳孔缘，说明内斜15°。②映光点位于角膜缘，相当于偏斜45°；映光点位于鼻侧角膜缘，外斜45°；映光点位于颞侧角膜缘，内斜45°。③角膜映光点位于瞳孔缘与角膜缘中间，相当于偏斜30°；位于鼻侧，外斜30°；位于颞侧，内斜30°。

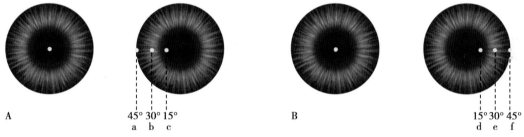

图6-1 左眼角膜映光法
A. a b c 三个角膜映光点分别代表左眼外斜为15°、30°、45°；
B. d e f 三个角膜映光点分别代表左眼内斜为15°、30°、45°

（二）三棱镜法加角膜映光法

角膜映光法中通过瞳孔缘和角膜缘作为两个参考标志判断斜位的大小有些粗略，不精确。要精确到斜位的大小，需要通过三棱镜的使用来确定。三棱镜加角膜映光法又称Krimsky试验，是基于与Hirschberg实验同样的原理，通过观察角膜反光点，用三棱镜来定量测定眼位偏斜度数的一种方法。

三棱镜的光学作用是使光线的传播方向向三棱镜基底方向偏折（图6-2A），当来自物体A的光线通过三棱镜后，感觉来自于B点；应用这一原理，可以通过三棱镜改变角膜反光点的位置（图6-2B）也可以影响被检者在观察物体A时的眼球运动情况。

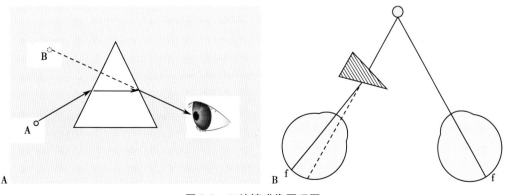

图6-2 三棱镜成像原理图

1. 检查目的　通过三棱镜改变角膜反光点的位置,定量测定眼位偏斜量。

2. 检查方法

(1)三棱镜加在偏斜眼前

1)检查者与被检者相距0.5m相对而坐。

2)将一注视目标笔灯置于33cm距离,并令被检者注视笔灯。

3)观察被检者角膜反光点位置,根据"尖对尖"的原则,确定三棱镜加入的方向;(角膜占眼球1/6,巩膜占眼球5/6,可将角膜想象为眼球的尖端,三棱镜尖端指向眼位偏斜的方向,即三棱镜的尖端与眼球尖端同向,为便于分析,简称为"尖对尖")

①角膜反光点位于瞳孔中心颞侧(图6-3A),为内斜视,加基底向外的三棱镜(三棱镜尖端向内)(图6-3B)。

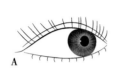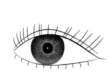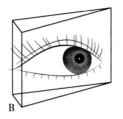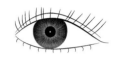

图6-3　三棱镜法加角膜映光法(棱镜在斜眼前)

②若角膜反光点位于瞳孔中心鼻侧,为外斜视,加基底向内的三棱镜(三棱镜尖端向外)。

③若角膜反光点位于瞳孔中心下方,被检眼为上斜,加基底向下的三棱镜(三棱镜尖端向上)。

④若角膜反光点位于瞳孔中心上方,被检眼为下斜,加基底向上的三棱镜(三棱镜尖端向下)。

根据第3步的判断,将三棱镜加在偏斜眼前,根据偏斜眼角膜反光位置的变化,逐渐增加度数直至偏斜眼的角膜反光点移至角膜中央为止,所需三棱镜度数即为斜视偏斜度。

(2)三棱镜加在注视眼前:检查步骤同上述三棱镜加在偏斜眼前的方法,同样根据偏斜眼的偏斜方向,选择三棱镜的添加方向,但棱镜加在非偏斜的注视眼前,图6-4A中左眼内斜患者,在注视眼右眼前加入基底向外的三棱镜(图6-4B)。此时三棱镜虽加在了注视眼右眼前,但观察时应观察偏斜眼左眼的反光位置。在注视眼右眼前逐渐增加三棱镜度数直至偏斜眼左眼的角膜反光点由颞侧移至角膜中央为止(图6-4C),所需三棱镜度数即为斜视偏斜度。

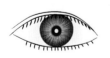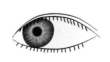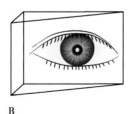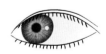

A　　　　　　　　　　　　　　　　　B

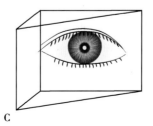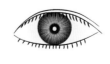

C

图6-4　三棱镜法加角膜映光法(棱镜在注视眼前)

原理：如图 6-5 所示，内斜患者注视眼注视物体 A 时，A 沿光路 AF 落在右眼中心凹 F 处，当在该注视眼右眼前加入基底向外的三棱镜后，AF 光线向基底方向偏折，落在中心凹外一点 B 处，将促发视觉反射，注视眼向内转动，使光线重新落到黄斑中心凹 F 处，眼球由 F 位转至 B 位置，外界物体 A 再次在注视眼中心凹成清晰物像；根据眼外肌运动的 Herring 法则（眼外肌运动的共轭原则），两眼的配偶肌同时等量的接受神经冲动，因此在注视眼发生向内转动的同时（内直肌起作用），偏斜眼左眼的外直肌也会发生同时等量的外转运动，将原本落在瞳孔中心颞侧的角膜反射光点向中心部位移动。因此，虽然将三棱镜加在了注视眼前，同样可以引起偏斜眼角膜反光点位置的改变。

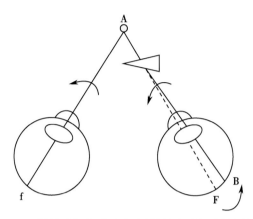

图 6-5 三棱镜法加角膜映光法（棱镜在注视眼前）原理图

在临床检查中，更偏向于将三棱镜放在注视眼前，通过视觉反射引起偏斜眼的转动，可以间接了解偏斜眼的运动状态。当偏斜眼的运动功能受限时，则可以通过将三棱镜加在偏斜眼前来判断斜位大小。

（三）Kappa 角

在人眼中有 3 个角的存在，分别称为 alpha（α）角、gamma（γ）角和 kappa 角；它们的形成与眼内的 3 个轴有关，分别为：光轴、视轴和固定轴（图 6-6）。

光轴是指眼球前极与后极的连线，即通过角膜前表面的几何中心所做的垂线。若以瞳孔中心定位的话，相当于瞳孔中心线，又称瞳孔轴。视轴是指眼外注视点与眼底黄斑中心凹的连线。通常情况下黄斑中心凹并不一定位于眼球后极部，因此多数情况下视轴与光轴并不重合。有的人的眼睛光轴恰好对着中心凹，使视轴与光轴相一致，但这只是极少数情况。通常情况下视轴在角膜中央的鼻上方通过，因此当眼睛注视正前方物体时，光轴轻度向下向外偏。但由于偏移的角度小于 5° 故通常在讨论时认为二者是一致的。眼球的旋转中心又称为回旋点，它是人眼转动时围绕的中心点，外界注视点 F 与旋转中心 C 的连线形成固定轴。

由于视轴与光轴的不重合，二者在节点处所形成的夹角，称为 alpha 角（∠ANF）。通常情况下，视轴通过角膜时是在光轴的鼻侧，因此规定角度的符号为：视轴通过角膜时在光轴的鼻侧，角度为"+"值；视轴通过角膜时在光轴的颞侧，角度为"−"值。光轴与固定轴所夹的角 ACF，为 gamma 角（γ 角）；kappa 角是指眼外注视点 F 和眼球前极 D 的连线 FD 与光轴 AB 所形成的角度。由于 kappa 角不易测量，临床上常用角膜反光点与瞳孔中心的差异来衡量其大小，±5° 以内为生理性。正 kappa 角（反光点位于瞳孔中心鼻侧）超过 10° 外观给人以外斜视感觉；负 kappa 角（反光点位于瞳孔中心颞侧）外观给人以内斜视感觉。kappa 角可认为是双眼单视状态下的生理斜度，在通过角膜映光法判断斜视角大小时，一定要考虑 kappa 角影响。

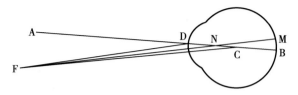

图 6-6　人眼的轴与角

Kappa 角对角膜映光法检查的影响：角膜上反光点的位置通常反映视轴的位置，由于 kappa 角的存在，大部分的眼的光轴及视轴都会有细微的差异，从而导致角膜反光点位置不在瞳孔中心，形成假性斜视，尤其在 kappa 角较大的情况下，更为明显。因此在较大 kappa 角的情况下，Hirschberg 测试中，我们应该首先检查是否有大的 kappa 角存在，对眼位偏斜量进行调整。

检查时需遮盖被检者一眼（如左眼），检查者的眼睛位于笔灯正后方，观察被检者右眼角膜上反光点的位置和瞳孔的相对位置，确定右眼 kappa 角。可能有以下三种情况：

（1）角膜反光点位于瞳孔中心中央部（kappa 角为 0）。

（2）角膜反光点位于瞳孔中心稍鼻侧（正 kappa 角）。

（3）角膜反光点位于瞳孔中心稍颞侧（负 kappa 角）。

临床常见为正 kappa 角，若正 kappa 角较大，外斜者显得斜视度更大，内斜者显得斜视度较小。采用角膜光点测量斜视度时必须考虑此值。

然后遮盖被检者右眼，重复上述操作，观察左眼角膜反光，确定左眼 kappa 角。

最后撤掉遮盖板，观察被检者双眼注视时，两眼的角膜反光位置。

比较上述单眼注视时角膜反光点位置和双眼注视时的角膜反光点位置：

1）如果单眼注视时与双眼注视时每只眼的角膜反光位置相同，说明被检者没有斜视。

2）如果有一眼的反光位置不同，说明被检者有斜视：角膜反光点位置相同的一眼是注视眼，另一眼为偏离眼。

①根据偏斜眼上的瞳孔反光点和 kappa 角反光点之间的位置关系判断斜视类型（表 6-2）。

表 6-2　角膜反光点位置相对 Kappa 角反光点的位置与偏斜类型的关系

瞳孔反光点相对 kappa 角反光点的位置	偏斜类型
鼻侧	外斜视
颞侧	内斜视
上方	下斜视
下方	上斜视

②观察偏斜眼的角膜反光点和 kappa 角反光点之间的偏移量（mm），就是此偏离眼的斜位量（反射光点位置 1mm 的偏离相当于 22△）。

例如：患者左、右眼单眼注视笔灯时的角膜反光点均在瞳孔中心的鼻侧 1mm 处，说明患者左右眼的 kappa 角都是 +1mm；当患者两眼同时注视笔灯灯光时，右眼反光点偏向瞳孔中心鼻侧 1mm，说明此时右眼反光点位置恰位于自身 kappa 角反光点之处，反光位置相同，由此可知右眼为注视眼；而此时左眼反光点偏向瞳孔中心颞侧 1mm，说明左眼瞳孔反光点偏离其 kappa 角反光点位置颞侧 2mm。反射光点位置 1mm 的偏离相当于 22△，因此，患者左眼内斜视 44△（图 6-7）

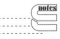

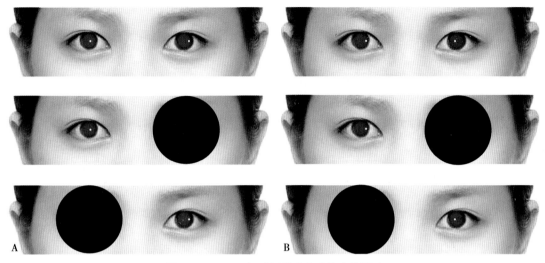

图 6-7　Kappa 角对角膜映光法检查的影响

图 A 显示双眼同时注视笔灯，右眼偏离瞳孔中心 +0.5mm（偏向鼻侧），与右眼单独注视时的 kappa 结果相同仍为 +0.5mm，所以右眼为注视眼；而双眼同时注视时，左眼偏离瞳孔中心 −2.5mm（偏向颞侧）与左眼单独注视时的 kappa 结果 +0.5mm. 有 −3mm 的差异，表示左眼内斜视 66$^\triangle$；

图 B 显示双眼同时注视笔灯，右眼偏离瞳孔中心 +2.5mm（偏向鼻侧），与右眼单独注视时的 kappa 结果 +0.5mm 有 2mm 的差异，而左眼偏离瞳孔中心 +0.5mm 与左眼单独注视时的 Kappa 结果 +0.5mm 相同，因此左眼为注视眼，右眼外斜视 44$^\triangle$

二、遮盖试验

遮盖检查法是一种操作简单、方便易行的斜视定性检查方法，为 Stilling（1885）首创，并被 Duane（1889）推广使用。通过遮盖检查法可以很快地确定眼位偏斜的性质及方向，测定不同注视眼位时眼球偏斜的特征，判断斜视眼的固视状态，发现眼球运动有无异常，此方法是斜视临床检查中最常用的一种检查方法。也是唯一可以用来进行显斜和隐斜鉴别的方法。

遮盖检查法通常分为交替遮盖法（alternating cover test）和遮盖与去遮盖法（cover-uncover test）两种。需要的设备：遮盖板，调节视标；可进行远距离和近距离检查。

（一）交替遮盖法（alternating cover test）

交替遮盖检查法如图 6-8 所示，检查者用遮盖板遮挡被检者一眼，嘱被检者另眼注视视标，遮盖超过 5 秒后，很快将遮盖板移向另眼，观察刚刚被遮挡眼在去掉遮盖时的运动状况，是否出现移动以及移动方向和移动速度，用以检查患者是否有斜位。在交替遮盖的整个过程中，由于患者始终有一眼被遮盖，单眼视物，没有双眼同时看的机会，也就没有建立融合的可能性，因此不能区分显斜视和隐斜视，但可以根据眼球的运动来鉴别正位视和斜视。

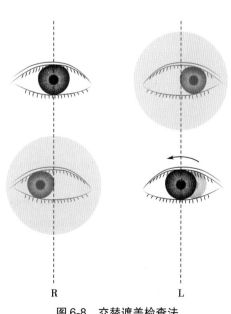

R　　　　　　L

图 6-8　交替遮盖检查法

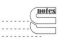

结果判断：只要被遮挡眼在去掉遮盖时发生运动则说明患者有斜视：

1）如果去掉遮盖的左眼发生从外向内的运动，说明被遮的左眼在遮盖时处于颞侧位，为外斜视。

2）在交替遮盖过程中，若去掉遮盖的眼发生从内向外的运动，说明被遮眼在遮盖时处于鼻侧位，为内斜视。

3）如果去掉遮盖的眼发生由上至正位移动说明有垂直斜度倾向，为该眼上斜视。

4）如果去掉遮盖的眼发生由下至正位移动，为该眼下斜视。

反复多次交替遮闭两眼，更能清楚辨别眼球位置的情况。

（二）单眼遮盖与去遮盖法（cover-uncover test）

单眼遮盖与去遮盖法也称为遮盖 - 去遮盖法，如图 6-9 所示，在遮盖 - 去遮盖检查过程中，检查者用遮盖板遮盖被检者一眼，嘱其另眼注视目标，同时观察未遮眼的运动变化；遮盖超过 5 秒后，将遮盖板快速撤离被遮盖眼，仍观察未遮眼运动情况。同样方法改变遮盖的眼别，再用遮盖板遮闭另眼，观察两眼的运动情况。

在遮盖 - 去遮盖的过程中，由于患者被遮盖眼有去掉遮盖的机会，能双眼视物，具有双眼同时看的机会，就有建立融合的可能，所以可以用来鉴别显斜视与隐斜视。同时根据分别遮盖两眼时，眼位的变化和幅度大小，能判断注视眼别并能判断第一斜视角与第二斜视角是否相等。

通常情况下，交替遮盖与单眼遮盖与去遮盖法二者连续进行检查，可以首先通过单眼遮盖与去遮盖法判定患者是否存在显斜视以及恒定性斜视或是交替性斜视，通过交替遮盖大体评估偏斜的幅度大小（二维码 6-1～二维码 6-3）。检查者与被检者相对而坐，注视视标最好选用调节视标，这样可以很好地稳定调节力，由于调节和集合的联动，AC/A 的影响，因此可以很好地稳定患者的眼位，斜位角度不会变化太大。如果患者视力太差，无法清楚注视调节视标，则也可以用笔灯代替。检查流程如图 6-10 所示：

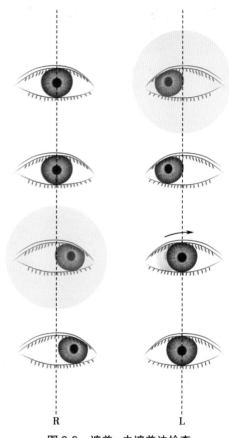

图 6-9　遮盖 - 去遮盖法检查

（三）遮盖试验斜视定量检查（prism plus cover testing）

遮盖检查法若结合三棱镜，能够对斜视进行定量分析，在检查时三棱镜的放置原则是三棱镜的尖端指向眼位偏斜的方向，如内（外、上）斜视，三棱镜的尖端朝向鼻（颞、上）。然后在增加三棱镜度数的同时遮盖眼睛直至消除眼球转动为止，此时所放置的三棱镜度数即为斜视的偏斜度。在检查过程中，遮盖的时间可适当长一些，以消除双眼的融合反射，使结果更为准确。必要时，可再加大遮盖时间，可实行单眼 45 分钟的包扎遮盖，以期彻底打破融合，准确暴露眼位，该法是非常简单的一种临床常用检查方法，能比较精确的定量测定眼位偏斜量，可以在任意注视方向和检查距离使用。

1. 检查目的　利用三棱镜，改变注视物的光线传播方向，中和偏斜的眼位，通过观察注视眼的眼球运动情况，定量确定眼位偏斜量。

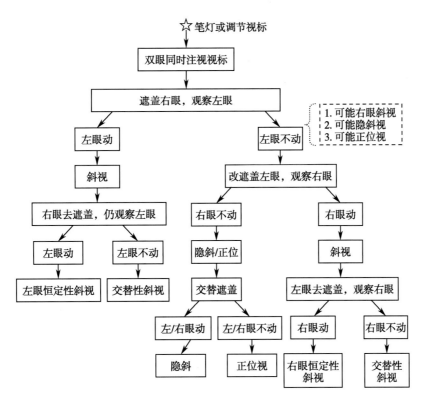

图 6-10　遮盖法检查流程图

在检查过程中，重点观察被检者的眼球运动情况。这种眼球运动属于心里视觉反射。当遮盖片由一眼移动到另一眼时，注视目标刺激到偏斜眼的周边视网膜，为了能够注视物体而诱发的注视反射使眼球发生运动，从而使视线转向注视目标，注视目标在眼底的投射像也立即从周边部移动到黄斑中心凹。在用三棱镜中和的过程中，就是使视网膜上注视目标的物像由周边部不断向中心凹移动，当三棱镜度数等于偏斜度数时，物像便落在了中心凹，不存在诱发眼球运动的神经冲动和注视反射，不再发生眼球运动。

2．检查方法　三棱镜加遮盖试验分为三棱镜交替遮盖法和三棱镜遮盖与去遮盖法两种方法。

（1）三棱镜交替遮盖法（图6-11）：为他觉的斜视度定量检查，这种方法适用于共同性斜视，检查到的斜视度是隐斜视和显斜两种偏斜的总和，不能把两部分斜视的度数分别表示出来。交替遮盖本身排除了融合功能的影响。

检查步骤：

1）检查者与被检者相距0.5m相对而坐。

2）将一注视目标笔灯置于相应检查距离，并令被检者注视笔灯。

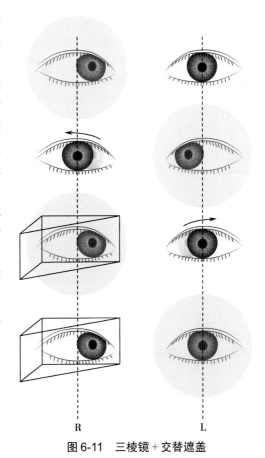

图 6-11　三棱镜＋交替遮盖

3）检查者用遮眼板遮盖被检者一眼 5 秒,然后从一只眼快速移向另一只眼(以免发生融合,不能暴露大斜视角)观察移去遮盖后的眼球运动情况。眼球运动方向和斜视方向相反。通常需经过数次交替遮盖后,眼位才能出现最大的分离状态(融合力方可被打破)。

4）手持三棱镜,根据斜视的方向把三棱镜加在一只眼前(尖对尖原则):

a. 内斜视时,三棱镜底向外。

b. 外斜视时,三棱镜底向内。

c. 上斜视时,三棱镜底向下。

d. 下斜视时,三棱镜底向上。

5）继续交替遮盖两只眼,不断调整三棱镜的度数,直到交替遮盖时不再出现眼球运动为止。此时中和眼球运动的三棱镜度数即为眼位的偏斜量。

对伴有垂直水平两个方向均有斜视的患者,完全中和偏斜度数往往需要同时应用水平垂直方向的三棱镜。

（2）三棱镜遮盖－去遮盖法(图 6-12):本法适用各种共同性斜视和非共同性斜视。检查的过程中,由于双眼有同时视物的机会,有融合建立的可能,可以消除隐斜视的影响,此时中和的三棱镜结果为患者显斜视的度数。

检查时,三棱镜应该放在哪一只眼前决定于斜视的类型。如果是共同性斜视,第一、二斜视角相等,放在左眼或右眼前没有区别,检查结果相同。如果是非共同性斜视,由于第一、二斜视角不等,则一定要把三棱镜分别放置在两只眼前,各检查一次。

检查步骤:

1）检查者与被检者相距 0.5m 相对而坐。

2）将一注视目标笔灯置于相应检查距离,并令被检者注视笔灯。

3）检查者用遮眼板遮盖被检者注视眼,在遮盖注视眼时,观察偏斜眼的运动方向,根据运动方向,确定所加三棱镜的基底方向(方法同三棱镜交替遮盖法)。

4）手持三棱镜,将三棱镜放在偏斜眼前,注视眼重复遮盖与去遮盖,观察偏斜眼的运动情

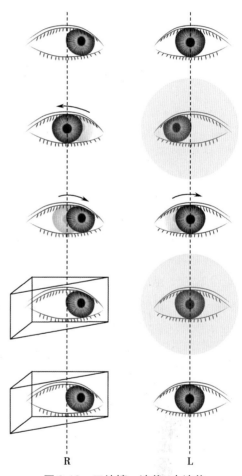

R　　　　　　L

图 6-12　三棱镜＋遮盖－去遮盖

况,不断调整三棱镜的度数,直到遮盖注视眼时,偏斜眼不再出现眼球运动,此时三棱镜度即为患者的显斜视度数。更换注视眼重复上述检查。

注意事项:

1. 遮盖试验不适用于旋转性斜视。

2. 所加三棱镜的方向必须正确,如果发生倾斜,会发生垂直方向的分离,导致人为假性垂直斜视。

三、马氏杆检查

马氏杆(Maddox rod)由一系列平行的柱镜构成,又称柳条片。通过马氏杆观察点光源

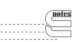

可观察到一条线,其原理类似于史氏光锥的形成:当马氏杆水平放置时,可认为将多个柱镜水平放置,此时柱镜轴位在水平方向,屈光力量不变化,但在垂直方向由于有柱镜的存在,曲折光线的力量加大,这样当光线通过马氏杆后,垂直方向光线汇聚力大于水平方向,垂直方向的光线先聚焦形成一条水平焦线,而水平方向的光线后聚焦形成竖焦线,竖焦线靠近视网膜,此时被检者可通过水平放置的马氏杆观察到一条竖线;当马氏杆垂直放置时,与水平马氏杆刚好相反,形成的史氏光锥使竖焦线在前,横焦线在后,此时可观察到一条横线。

通过单眼马氏杆可进行水平和垂直眼位的检查;通过双马氏杆的检查可进行旋转眼位的检查。

(一)马氏杆斜视定性检查

由于检查时,一眼加马氏杆,另一眼不加,观察到的物像不同,由于斜视患者两眼分离,没有融合,所以两眼所见物像,不能融合。通过两眼所见物像点线的位置分离关系,判断斜视类型。

1. 水平马氏杆检查 水平斜位检查时,将红色马氏杆水平置于右眼前试镜架上,左眼前不加马氏杆。此时患者右眼看到一条垂直的红色光线,左眼仍然看到一点光源,根据患者双眼所观察到的点线位置关系,判断斜视类型。

(1)若光线恰好经过光点(图6-13A),则为正位视。

(2)若两者分开,则有斜视。

1)若左眼所见的点光源,在竖线的左侧(图6-13B),为同侧复视,根据"像不交叉眼交叉",判断患者为内斜视。

2)若左眼所见的点光源,在右眼所见竖线的右侧(图6-13C),为交叉复视,根据"眼不交叉像交叉",判断患者为外斜视。

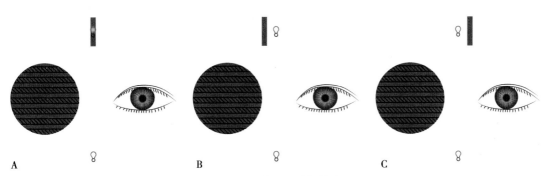

图6-13 水平马氏杆检查
A. 水平正位视;B. 内斜视;C. 外斜视

水平斜视类型判断原理:

(1)内斜视——像不交叉眼交叉":当右眼发生内斜时(6-14A),黄斑中心空间投射为FC,外界注视物体 A 沿直线传播,投射到右眼的眼底 B 处成像,B 点位于黄斑中心凹 F 点的鼻侧,根据视网膜向对侧空间投射的特性,鼻侧物像向颞侧空间投射至 D 处,右眼所见的 D 像相对于 A 像仍处于右侧,为同侧复视——像不发生交叉,患者两眼视线与 E 点处相交——眼交叉,为内斜视。

(2)外斜视——眼不交叉像交叉:当右眼发生外斜视(6-14B),黄斑中心空间投射为FC,外界注视物体 A 沿直线传播,投射到右眼的眼底 B 处成像,B 点位于黄斑中心凹 F 点的颞侧,同样根据视网膜向对侧空间投射的特性,颞侧物像向鼻侧空间投射至 D 处,右眼所见的 D 像相对于 A 像仍处于左侧发生交叉,为交叉复视——像发生交叉,患者两眼视线与眼前没有视线的相交——眼不交叉,为外斜视。

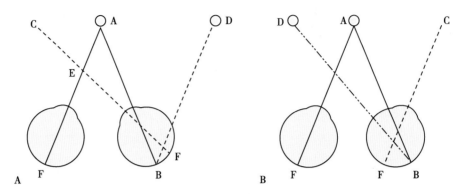

图 6-14 复视像原理图

A. 内斜视复视像原理图;B. 外斜视复视像原理图

2. 垂直马氏杆检查 垂直斜位检查时,将红色马氏杆垂直置于右眼前试镜架上,左眼前不加马氏杆。此时患者右眼看到一条水平的红色光线,左眼则看到一点光源;根据患者双眼所观察到的点线位置关系,判断斜视类型:

(1)若光线恰好经过光点(图 6-15A),则为正位视。

(2)若两者分开,则有斜视。

1)若左眼所见的点光源,在右眼所见横线的上方(图 6-15B),根据"像高眼低",判断患者为左眼下斜视。(根据视网膜向对侧空间投射的特性,中心凹上方视网膜物像向下方空间投射,中心凹下方视网膜物像向上方空间投射,因此复视像与眼位的关系为"像低眼高""像高眼低"。)

2)若左眼所见的点光源,在右眼所见横线的下方(图 6-15C),根据"像低眼高",判断患者为左眼上斜视。

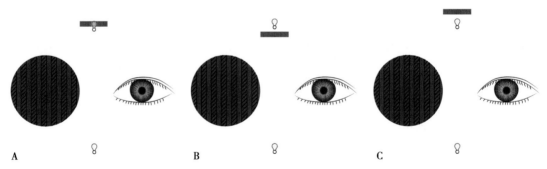

图 6-15 垂直马氏杆检查

A. 垂直正位视;B. 左眼下斜视;C. 左眼上斜视

(二)马氏杆斜视定量检查

马氏杆配合三棱镜可以定量测定眼位偏斜量,是自觉斜视角度的定量检查常用方法。

1. 水平斜视定量测定 根据马氏杆测定明确斜视类型,选择相应基底方向的三棱镜中和直至所观察到的点和线两者融合为止。中和的三棱镜度数即为自觉斜视角的度数。

(1)图 6-16A 为内斜视,于斜视眼前加基底向外的三棱镜,不断加大三棱镜量,直至点线重合。

(2)图 6-16B 为外斜视,于左眼前加基底向内的三棱镜,不断加大三棱镜量,直至点线重合。

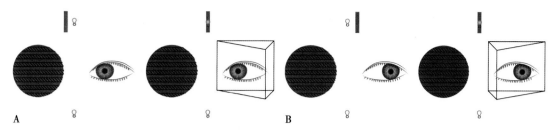

图 6-16　水平内外斜视所加棱镜基底方向与观察到的点线位置
A. 内斜视加基底向外的棱镜；B. 外斜视加基底向内的棱镜

通过马氏杆检查和矫治水平斜位的判断方法可总结如表 6-3：

表 6-3　马氏杆水平斜视检查结果判断和三棱镜矫治方法一览表

方法	检查结果	结论	三棱镜的方向	说明
右眼放置水平马氏杆	点线重合	正位视		
	点在左，线在右	内斜视	基底向外	影不交叉眼交叉
	点在右，线在左	外斜视	基底向内	影交叉眼不交叉

2. 垂直斜视定量测定　与水平斜位量大小测定原理相同，用相应基底方向的三棱镜使斜位眼的物像偏转成像到视网膜黄斑中心凹，使两眼的像融合。中和的三棱镜度数即为自觉斜视角的度数。

（1）图 6-17A 为左眼上斜视，于左眼前加基底向下的三棱镜，不断加大三棱镜量，直至点线重合。

（2）图 6-17B 为左眼下斜视，于左眼前加基底向上的三棱镜，不断加大三棱镜量，直至点线重合。

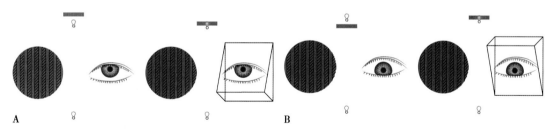

图 6-17　左眼垂直斜视所加棱镜基底方向与观察到的点线位置
A. 左眼上斜视加基底向下的棱镜；B. 左眼下斜视加基底向上的棱镜

通过马氏杆检查和矫治垂直斜位的判断方法可总结如表 6-4。

表 6-4　马氏杆垂直斜视检查结果判断和三棱镜矫治方法一览表

方法	检查结果	结论	三棱镜的方向	说明
右眼放置垂直马氏杆	点线重合	正位视		
	点在上线在下	左眼下隐斜视	基底向上	像高眼低
	点在下线在上	左眼上隐斜视	基底向下	像低眼高

注：判断垂直斜视的性质，方法是根据"像低眼高""像高眼低"来判断，但一定要分左右眼

（陈丽萍）

第二节　眼球运动检查

　　眼球运动的检查，了解眼外肌力量的强弱，是否存在明显的肌肉麻痹或力量过强，双眼运动是否协调一致。检查眼球运动时，应分别进行单眼运动和双眼运动的检查。

　　评估眼球运动的标准方法是让受试者双眼或单眼跟随缓慢移动的目标，检查追随运动，对各注视方向进行比较。检查时应观察第一眼位（即原在位：双眼平视前方约50cm处笔灯）、诊断眼位（有六个注视位置：右上、右侧、右下、左上、左侧和左下）以及中线注视眼位（上方和下方），详见图6-18；还要检查聚散运动（集合和分开）。对那些存在神经科疾病或缺陷的患者，还需要做更复杂的检查，包括快速眼球运动（扫视）、视动性眼球运动和娃娃头试验。

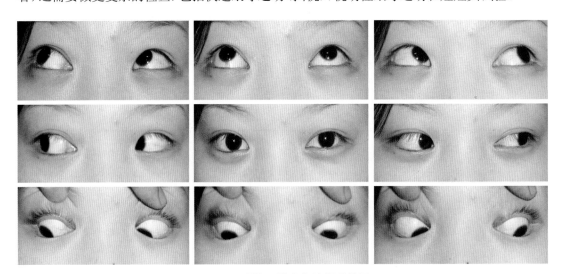

图6-18　眼外肌检查各诊断眼位图

一、单眼运动检查

（一）检查目的
　　了解单眼每条肌肉最基本的功能及代偿情况。

（二）检查方法
　　用笔灯或注视目标引导患者的两眼分别自第一眼位向左、右、上、下、颞上、颞下、鼻上和鼻下方运动，观察眼球运动是否到位。

（三）结果判断
　　1. 内转时瞳孔内缘到达上、下泪小点的连线处，超过者为内转过强，不能到达者为功能不足。

　　2. 外转时角膜外缘到达外眦角，超过者为外转过强，不能到达者为外转功能不足。

　　3. 上转时，角膜下缘到达内外眦连线。

　　4. 下转时，角膜上缘到达内外眦连线。

　　5. 旋转运动时，角膜垂直子午线的上方偏向颞侧为外旋，偏向鼻侧为内旋。

　　6. 娃娃头试验（doll head test）：对于不合作的患者，可手扶患者头部，使其头部被迫突然向对侧转动，同时观察眼球能否外转，如果能外转到外眦角，则外直肌没有麻痹。

二、双眼运动检查

　　双眼运动包括双眼同向运动及双眼异向运动。

（一）双眼同向运动

正常情况下两眼在任何时间、任何方向注视都是协调一致的（图6-18，九眼位）。

1. 检查目的　了解一组配偶肌在各方向运动的协调情况，是否有强弱的变化。

2. 检查方法　同单眼运动检查，注意比较两眼的光点变化，以判断配偶肌的强弱，结果记录法如图6-19。

3. 结果判断　如果有眼肌麻痹或存在痉挛时则双眼运动可表现出不同程度的异常，这种异常可通过比较终末眼位眼球运动的幅度和向不同方向注视时眼球偏斜的程度来判断。每个诊断眼位都由一对配偶肌起主要作用，这两条肌肉分别来自两只眼（表6-5）。如果一对配偶肌的力量失去平衡，则在某一诊断眼位上出现双眼运动的不对称，即出现斜视，使眼球落后的肌肉是力量弱的肌肉，往往是麻痹肌。双眼向正上方和正下方注视的眼位能够帮助我们判断眼球的上转和下转能力，显示垂直直肌和斜肌的内转和外转功能，用于诊断A-V征的特殊眼位。

表6-5　各诊断眼位的配偶肌

双眼眼球运动	配偶的眼外肌
水平向右	右外直肌（RLR）、左内直肌（LMR）
水平向左	左外直肌（LLR）、右内直肌（RMR）
右上注视	右上直肌（RSR）、左下斜肌（LIO）
右下注视	右下直肌（RIR）、左上斜肌（LSO）
左上注视	左上直肌（LSR）、右下斜肌（RIO）
左下注视	左下直肌（LIR）、右上斜肌（RSO）

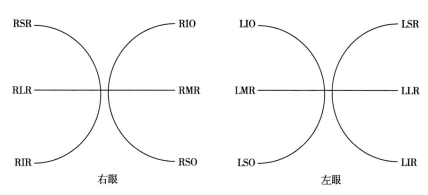

图6-19　眼外肌运动检查结果记录方法

RSR：右上直肌　RLR：右外直肌　RIR：右下直肌　RIO：右下斜肌
RMR：右内直肌　RSO：右上斜肌　LSR：左上直肌　LLR：左外直肌
LIR：左下直肌　LIO：左下斜肌　LMR：左内直肌　LSO：左上斜肌

（二）双眼异向运动

包括水平异向运动、垂直异向运动和旋转异向运动。异向运动的配偶肌为双眼内直肌进行集合运动，双眼外直肌进行分开运动，两眼上、下直肌进行垂直运动，两眼上斜肌进行内旋运动，两眼下斜肌进行外旋运动。

（三）Parks 三步检查法（图6-20）

第一步：观察第一眼位时看哪只眼上斜。如为右眼上斜（左眼下斜），表示右眼的下转肌（上斜肌和下直肌）或左眼的上转肌（上直肌和下斜肌）4条肌肉中的某条肌肉麻痹。

第二步：检查左右转眼时，何侧上斜加大。如两眼同时向左转时，右眼（内转眼）更高，则为右眼上斜肌或左眼上直肌麻痹（此时已排除另外两条可疑麻痹肌）。

第三步：歪头试验：阳性为斜肌麻痹，阴性为直肌麻痹。

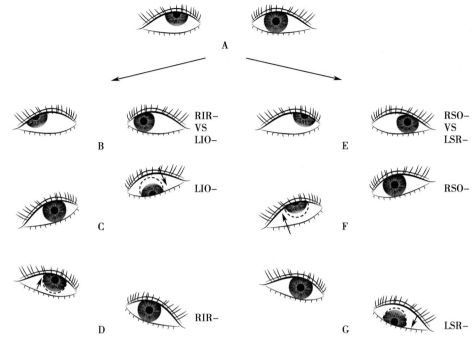

图 6-20 Parks 三步法检查示意图

RSO：右上斜肌　　LSR：左上直肌　　RIR：右下直肌　　LIO：左下斜肌

A. 第一眼位，右眼上斜（左眼下斜），表示右眼的下转肌（上斜肌和下直肌）或左眼的上转肌（上直肌和下斜肌）4 条肌肉中的某条肌肉麻痹；

B. 双眼向右注视，右眼（外转眼）更高，则为右眼下直肌或左眼下斜肌麻痹（此时已排除另外两条可疑麻痹肌）；

C. 头向右肩倾斜，左眼更低，则为左眼下斜肌麻痹；

D. 头向左肩倾斜，右眼更高，则为右眼下直肌麻痹；

E. 双眼同时向左注视，右眼（内转眼）更高，则为右眼上斜肌或左眼上直肌麻痹（此时已排除另外两条可疑麻痹肌）；

F. 头向右肩倾斜，右眼更高，则为右眼上斜肌麻痹；

G. 头向左肩倾斜，左眼更低，则为左眼上直肌麻痹

（四）代偿头位的观察与评估检查

存在正常视网膜对应的斜视患者，常常将头转向麻痹肌运动方向，使眼球转向相反方向，避免使用麻痹肌，以减少或消除复视，维持双眼视觉。眼球震颤患者是为了缓解眼球震颤而采取的代偿头位。

1. 检查目的　发现头位倾斜的类型，协助斜视的诊断。

2. 检查方法　嘱患者保持正常的视物习惯，由检查者直观望诊。对于幼儿患者，可以让其自由活动，或者在步入诊室时医师就开始观察。

3. 结果判断

1）面向左右转：为代偿水平肌功能不足，或者为代偿有水平中间带的眼球震颤。

2）下颌内收或上抬：为代偿垂直斜度的某垂直肌功能不足。为代偿有垂直中间带的眼球震颤。

3）头向某肩倾：为代偿旋转斜视而出现头位向某肩倾斜。

代偿头位并非麻痹性斜视所独有，其他眼病、颈部疾病也会有同样的头位倾斜情况。

三、牵拉试验

麻痹性斜视和限制性斜视患者均会表现眼球运动受限，可以行牵拉试验以鉴别。

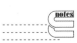

（一）被动牵拉试验

被动牵拉试验（forced duction test）用于鉴定限制性眼球运动障碍，如肌肉挛缩或与周围组织粘连。在表面或全身麻醉下用有齿镊子夹住一侧角巩膜缘处的球结膜，将眼球向受累肌方向牵拉。若牵拉有阻力，说明拮抗肌挛缩或有机械性限制。若牵拉时无阻力，说明可能为眼外肌麻痹。例如右眼上转运动受限，被动牵拉眼球向上转动，如果牵拉有阻力则说明下直肌存在限制因素，如牵拉无阻力，则说明上转肌群麻痹。当患者在清醒状态下进行被动牵拉试验时，一定要让患者向眼球牵拉的方向注视，以使被牵拉的肌肉松弛。

（二）主动牵拉试验

主动牵拉试验（active forced-generation test）用于鉴别眼外肌完全麻痹或部分麻痹，以评估眼外肌的功能。因该试验需要患者合作，一般仅用于成人。在表面麻醉下，检查者用有齿镊子夹住麻痹肌作用方向对侧的角巩膜缘处球结膜，嘱患者向麻痹肌的作用方向注视，检查者感受眼球转动的力量。若检查者感到镊子被牵动说明该肌肉有部分功能存在，并可以与健眼进行比较。例如右眼展神经麻痹引起的内斜视，用有齿镊子夹住鼻侧角巩膜缘处球结膜，嘱患者向右眼外直肌的作用方向注视，检查者感受眼球转动时对镊子的牵拉力。

临床上需要注意的是，在长期眼外肌麻痹的患者，限制性眼球运动障碍和眼外肌麻痹也可以同时存在。例如展神经长期麻痹的患者，麻痹肌（外直肌）的拮抗肌（内直肌）会发生挛缩，在外直肌麻痹的同时也存在着内直肌的机械性限制。

四、注视野检查

注视野是在眼不固定而头固定的情况下，中心注视的可能范围。

（一）单眼注视野

单眼注视野是描绘单眼转动程度的客观方法。

1. 检查目的 对单眼某肌肉功能进行定量检查及术后肌肉功能判断。

2. 检查方法 利用弧形视野计，患者头部固定并将下颌置于颌架上，遮盖一眼，另眼注视眼前小"E"字目标，由视野计中心开始，让被检者在弧形视野计的弓臂上追随视标，由内及外各经线进行检查，依次检查上、下、内、外各方向运动。当注视目标突然模糊时说明目标脱离黄斑中心，亦即眼外肌最大限度的功能行使处，将此点记录下并将各经线连接起来。

3. 结果判断 注视野的大小与眼的周围结构和眼球的屈光状态有关，个体差异也很大，单眼注视野正常值：上转为35°～40°，内、外、下转为50°。

单眼注视野不受斜视眼抑制的影响，可用于无双眼视的患者，但诊断意义不大。主要用于监测甲状腺相关眼病患者眼球运动的改善情况。

（二）双眼注视野

双眼注视野具有重要的诊断意义，而且可为手术方案提供依据。

1. 检查方法 将患者的头部正位固定于视野计的中央，两眼分别戴红绿镜片，并注视0°处，用一小灯光视标自该处向周边移动，在双眼注视野内，红绿二色混合而融为一体，当离开双眼注视野，开始进入单眼注视野时，则灯光仅呈同侧眼镜片的颜色，绿或红色；也可以不戴红绿眼镜而以细小文字视标做检查，当字体呈双，即开始视野计出现复视时，表明已脱离了双眼注视野而进入单眼注视野。也可以在弧形视野计上，依靠观察角膜反射移位等方法进行测定。

2. 结果判断 正常双眼注视野各经线为50°。

双眼单视野（BSV）是指患者能获得双眼单视的视野区域图。它测量的是维持双眼单视的双眼联合运动范围。可用于监测诸如眼眶爆裂性骨折、神经麻痹、甲状腺相关眼病等获得性眼球运动缺陷的改变情况。

（岑 洁）

第三节 AC/A 比值

AC/A(accommodative convergence to accommodation ratio)是调节性集合与引起该调节集合的调节之比。A 表示调节力,C 表示集合力。AC/A 是临床上作为诊断与处理双眼视觉异常的重要依据。一般分为刺激性 AC/A 与反应性 AC/A。我们日常使用的方法是以调节需求与所加上正镜度数之和作为调节刺激,与所测试到调节性集合之比,就是所谓的刺激性 AC/A 比值。而反应性 AC/A 比值是真正的调节反应量,并不完全调节刺激量,通常比调节刺激量小 +0.25D~+0.50D。由于临床上最常用的是刺激性 AC/A,所以我们以后的 AC/A 均指刺激性 AC/A。正常的 AC/A 比为 $4^\triangle/D\pm2^\triangle/D$。

AC/A 的测量方法常见的有两种:计算法检查和梯度法检查。

一、计算法检查

计算法检查也称为隐斜视法,主要是根据注视远近距离时调节发生变化,由于 AC/A 的存在,调节改变集合,导致远近距离眼位发生变化。根据眼位斜量的变化来求得 AC/A,用公式 AC/A=PD+(△近−△远)/D 求得,D 代表看近时所需的调节量(40cm 时为 1/0.4=2.5D),内斜用 + 表示,外斜用 − 表示,PD 代表瞳距,单位为 cm。需要测定的参数包括远距离眼位偏斜量,近距离眼位偏斜量和瞳距。关于远近距离眼位偏斜量的测定,前面已经有详细的讲述,这里不再赘述。

例:一患者 PD=60mm,看远斜位 8exo,看近 40cm 处测得斜位 2eso,求 AC/A 值?

AC/A=6+[+2−(−8)]/2.5=$10^\triangle$,代表患者每动用 1D 的调节将引起 $10^\triangle$ 的调节性集合。

二、梯度法检查

梯度法检查主要是注视相同距离时,通过在眼前改变镜片来改变调节,根据不同镜片产生的斜位变化来求得 AC/A。

例:患者注视 40cm 处视标时为 8exo,双眼前加凹镜片 −2.0D 时为 $2^\triangle$eso,在眼前加凸透镜 +1.0D 时,隐斜视度为 $13^\triangle$exo 外隐斜视,求 AC/A 值?

当眼前加 −2.0D 的透镜时:△1=−8,△2 =+2,D1=2.5D,D2=4.5D(加负镜片刺激调节,因此注视 40cm 时所用调节等于 2.5+2.0=4.5D)

△1 为带镜前眼位偏斜量,△2 为戴镜后眼位偏斜量。

则 AC/A=+2−(−8)/4.5−2.5=5

当眼前加 +1.0D 的透镜时:△1=−8,△2=−13,D1=2.5D,D2=1.5D(加正透镜时放松调节,因此注视 40cm 时所用调节等于 2.5−1.0=1.5D);则 AC/A=−13−(−8)/1.5−2.5=5

第四节 双眼视功能检查

一、红色滤光片

红色滤光片检查用于主诉有复视的患者,此项检查需要患者主觉描述,因此需要合作,不适于年龄太小的儿童。复视检查的目的,一是判断麻痹肌,二是判断疾病恢复的程度和治疗效果。此法是一种定性检查,特别是轻微麻痹的患者,眼位及眼球运动均无明显异常时,红色滤光片检查与分析更为有用,为常规检查眼外肌的可靠方法之一。但不适于某些先天性或陈旧性眼外肌麻痹已有单眼抑制或异常视网膜对应的患者。

（一）检查目的

自觉的定性眼球运动障碍的检查。

（二）检查方法

患者一眼前置一红玻片，检查在半暗室内进行，检查距离为 0.5～1m；视标最好使用一裂隙灯光，因能分辨出旋转斜位，如无裂隙光源也可用烛光或手电聚光灯。检查 6 个方向（即 6 个诊断眼位），各距中心位约 20°；被检者头部必须固定正位，只允许转动眼球；按病人所见的复视像位置记录，便于分析。如复视像检查结果与眼位偏斜及眼球运动受限情况不符时，则应多查几个方位进行比较，切忌诱导和暗示。

询问被检者以下项目：1. 红色光与黄色光是否分离，分离的两个灯光称为复视像，复视像的位置关系（水平、垂直还是旋转关系）；2. 复视像分离最大的位置；3. 周边物像是什么颜色（即周边物像属哪只眼）；4. 视远和视近时复视像距离是否有变化。

（三）结果判断

1. 水平复视主要在左右注视最为突出，周边物像属患眼。

2. 垂直复视时不仅左右注视时突出，重点在右上、右下、左上、左下寻找分离最大的方向，周边物像属患眼。

各眼外肌麻痹的典型红玻片检查结果见图 6-21，各图均是以患者所观察结果所绘，右眼前放红玻片（图中红色）。

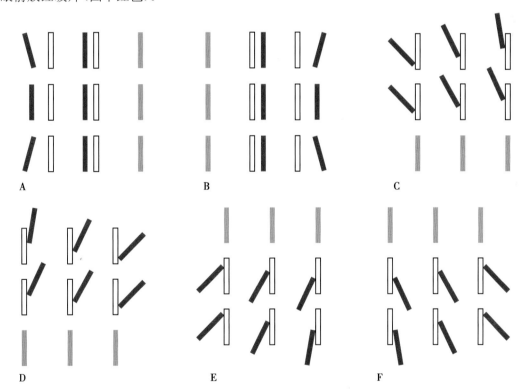

图 6-21　红玻片检查结果，各图均以患者所观察结果绘制，右眼前放红玻片

A. 右眼内直肌麻痹；B. 右眼外直肌麻痹；C. 右眼上直肌麻痹；D. 右眼下斜肌麻痹；E. 右眼下直肌麻痹；F. 右眼上斜肌麻痹

二、Worth 4 点检查

Worth 4 点检查主要是利用红 - 绿互补原理，应用红 - 绿分视手段，在双眼分视条件下，检查病人双眼视功能的一种方法。可用于远近不同距离检查，操作简单，能很快判断出双眼视功能的存在与否。

如图 6-22A 所示，由一个红视标点、两个十字绿色视标、一个圆形白色视标组成，通常将红色视标排列在最上方，左和右显示绿色视标，底部显示白色视标。检查时患者配戴红绿眼镜。眼镜与四点视标的红绿互补，根据红绿为互补色的关系，被检者通过红绿镜片注视此 4 点时，戴红色镜片的眼睛看不见绿色光点，只能看到两个红色视标（本身的红色视标和白色视标看成红色如图 6-22B），戴绿色镜片的眼睛看不见红色光点。只能看到三个绿色的视标（本身左右的两个绿色字视标和白色圆形视标看成绿色），如图 6-22C。根据患者在双眼注视状态下，观察到的不同视觉表现，进行视觉功能的判断。

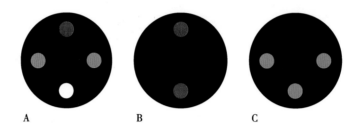

图 6-22　Worth 4 点检查图 1
A. Worth 4 点灯；B. 右眼所见图像；C. 左眼所见图像

（一）检查目的

1. 可用于检查双眼注视状态下有无融像、抑制主导眼以及复视状态，借以判定是否存在双眼融合及同时视功能 。

2. 测定中心抑制暗点 。

3. 判断是否存在异常视网膜对应。

（二）检查方法

1. 融合功能检查

（1）患者配戴习惯矫正眼镜。

（2）在矫正眼镜前方配戴红绿眼镜，红片在右眼，绿片在左眼。

（3）嘱患者双眼注视前方 6m 或 33cm 处的 4 点视标。

（4）询问患者双眼视的情况下，所见现象，并进行视功能判断。按患者的双眼注视检查结果，可进行以下的判断：

1）能看到四个光点（图 6-22A）：说明有双眼单视患者有为正常的融像能力。若为 2 红2 绿（图 6-23A），表示右眼为主导眼；若为 1 红 3 绿点（图 6-23B），表明左眼为主导眼。

2）仅能看到两个红点如图 6-22B，看不到左右的绿色视标，下方的白色圆形视标偏红：表明病人仅接收来自右眼的视觉信息而左眼信息被抑制。

3）仅能看到三个绿点如图 6-22C，看不到上方的红色视标，而下方的圆形视标偏绿：表明病人仅接收来自左眼的视觉信息而右眼的视觉信息被抑制。

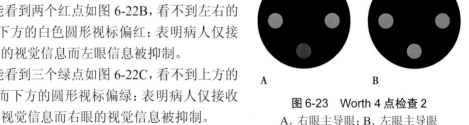

图 6-23　Worth 4 点检查 2
A. 右眼主导眼；B. 左眼主导眼

4）能同时看到五个点，两个红点，三个绿点，表明右眼两个红点成像的视网膜局部信号位置与左眼三个绿点成像的视网膜局部信号位置不同，各自落在视网膜的非对应点上，红绿点在两眼各自不同的位置上被接收，形成复视状态，为双眼融合机能障碍的表现。当出现复视现象时，要询问患者光点的相对位置。

①若两个红点在绿点右侧如图 6-24A（右眼戴红片看到的红点仍在右侧），为同侧性复视，表示患者有内（隐）斜视。

②反之，若两个红点在绿点的左侧如图 6-24B（右眼戴红片看到的红点跑在了左侧）为交叉性复视，表示患者有外（隐）斜视。

③若红点在绿点的上方如图 6-24C，表示为右眼下斜视。

④若红点在绿点的下方如图 6-24D，表示为右眼上斜视。

⑤若红点和绿点在水平位和垂直位上均有差异如图 6-24E，说明被检者具有水平位和垂直位上的混合性斜视。

5）两个红点，三个绿点交替看到：表示有交替性抑制存在，患者无融像能力。

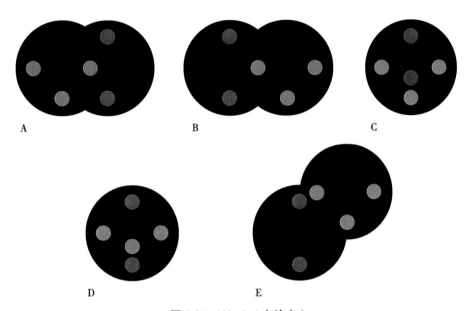

图 6-24　Worth 4 点检查 3

A. 内（隐）斜视；B. 外（隐）斜视；C. 右眼下斜视；D. 右眼上斜视；E. 水平和垂直混合性斜视

以上检查方法主要评估患者远近距离的融合功能；此外还可以测定患者是否存在中心抑制暗点，但这项检查只有在被检者有上述正常融合功能的基础上进行。

2. 中心抑制暗点检查

（1）将 Worth 4 点视标设置在 33cm 的距离，红点在上，白点在下。

（2）嘱被检者持续注视 Worth 4 点灯，并报告是否看见点的数量在发生变化：由原来的 4 个灯点变成了 2 个或 3 个灯点。

（3）缓慢将 Worth 4 点灯向远处移动，并嘱患者报告 Worth 4 点在移动过程中的数量变化。

（4）当被检者报告数目出现变化时，停止移动，记录此时的距离，并根据丢失点的颜色判断被抑制的眼别，然后继续第 5 部检查；若在移动到 3m 处，患者仍报告看到 4 个点，则停止测试，记录为：3m 无抑制。

（5）令被检者遮盖未抑制的眼，报告被抑制的点是否再次出现，如果被抑制点再次出现，则说明患者在双眼注视状态下存在抑制性暗点；若被抑制点不再出现，说明在该距离存在恒定性暗点。

（三）记录示例

1. 远近距离融合功能

（1）Worth 4 点——远距离有融合。

（2）Worth 4 点——40cm 有融合。

（3）Worth 4 点——远距离有融合，左眼 40cm 抑制。

（4）Worth 4 点——复视，右眼 40cm 近距离内斜。

2. 中心抑制暗点的检查记录

（1）40cm 距离有融合，3m 距离没抑制。

（2）40cm 距离有融合，3m 距离左眼抑制，当右眼遮挡后抑制点重现。

通常情况下，斜视患者 Worth 4 点检查时，可表现出上述的检查结果，但某些患者虽有明显斜位偏斜，但在 Worth 4 点检查时，仍报告看到 4 个灯，说明患者存在异常视网膜对应。因为偏斜眼接收到的物像一定不在黄斑中心凹处，而是落在黄斑中心凹之外，但却表现为正常的融合，说明偏斜眼的黄斑中心凹之外一点和健眼的黄斑中心凹的物像发生融合。

三、Bagolini 线状镜

Bagolini 线状镜检查是在自然生理条件下检查双眼视功能，其最大优势是不破坏双眼融合，检查结果反映患者日常双眼使用的情况。如果用其他检查方法有双眼视，线状镜检查结果表现为双眼视缺失，则说明患者在日常生活中并没有使用双眼视，仍然为单眼抑制。

线状镜刻有许多极细的斜向平行划痕所示，两镜片的线条方向互相垂直的，如果右眼镜片上的线条方向是 45°，则左眼镜片上的线条方向即为 135°，通过镜片注视灯光时，将灯光看成与镜片上线条方向相垂直的线状光，即右眼为 135° 方向的线状光，左眼为 45° 方向的线状光（图 6-25）。检查时令患者注视 33cm 或 5m 处灯光，根据患者所看到的结果，了解其双眼视功能状态。

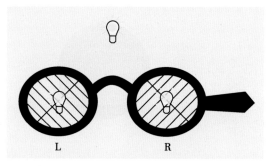

图 6-25 Bagolini 线状镜

（一）检查目的

线状镜可检查视网膜对应情况、同时视、融合功能及眼位偏斜情况，同时可利用线状镜做旋转斜度的定性检查。

（二）检查方法

1. 在暗室中，将线状镜放在双眼前，右眼镜片上的线条方向是 45°，则左眼镜片上的线条方向即为 135°。

2. 令患者分别注视 33cm 及 5m 处的点状光源（关闭其他光源，防止视觉干扰）。

3. 询问病人看到的真实影像，根据患者观察到的现象，判定结果：

（1）能看到 2 条线状光完整无缺，垂直交叉，相交叉处为点光源（图 6-26A），则融合功能良。

（2）若线状光有缺损，表示黄斑中心凹有抑制性暗点，缺损越大，抑制范围越大，但有周边融合，如图 6-26B：表示右眼中心凹有抑制性暗点。

（3）仅见 1 条线状光，表示单眼抑制，无同时视功能，图 6-26C 为左眼抑制，图 6-26D 为右眼抑制。

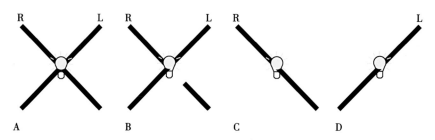

图 6-26 Bagolini 线状镜检查 1

A. 正常融合；B. 右眼中心抑制；C. 左眼抑制；D. 右眼抑制

（4）两条线状光交替出现，为双眼交替抑制，见于交替性斜视。

（5）若2条线状光垂直交叉，但点光源不在交叉处，则为斜视性复视。

1）图6-27A两光点在交叉点之上方为外斜交叉性复视（根据眼不交叉，像交叉判断）。

2）图6-27B两光点在交叉点之下方为内斜同侧性复视（根据像不交叉，眼交叉判断）。

3）图6-27C两光点在交叉点之左侧上、下方，为左眼上斜视复视（根据像低眼高）。

4）图6-27D两光点在交叉点之右侧上、下方，为左眼下斜视复视（根据像高眼低）。

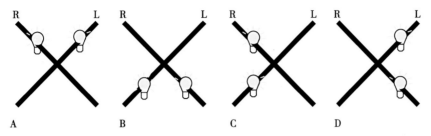

图6-27　Bagolini线状镜检查2

A. 外斜；B. 内斜；C. 左眼上斜；D. 左眼下斜

（6）如两条线状光不垂直交叉，对顶角可为钝角或锐角，有此类变化可判断不同类型旋转斜。

1）图6-28A上、下对顶角为锐角，水平对顶角为钝角时为内旋斜视，（原理：当垂直对顶角成锐角时，说明右眼观察到的物像有向右外旋转的现象，左眼观察到的物像有向左外旋转的现象，视网膜成分具有向对侧空间投射的特性，眼的旋转和物像空间定位刚好相反）。

2）图6-28B上、下对顶角呈钝角，水平对顶角为锐角时为外旋斜视（原理同上）。

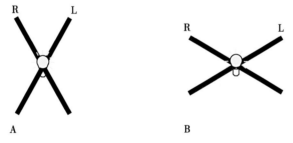

图6-28　Baglini线状镜检查3

A. 内旋斜视；B. 外旋斜视

Bagolini线状镜检查应该对远近距离均做检查，因为对部分单眼抑制患者远近距离可有不同的表现，例如看近处有双眼视，但看远处没有双眼视，由近到远逐渐增加检查距离，查出产生抑制的距离，因此特别对于有单眼抑制的病人，Bagolini线状镜远近距离检查有重要作用。

四、4$^{\triangle}$三棱镜检查

（一）检查目的

通过4$^{\triangle}$底向外BO三棱镜发现微小斜视偏斜眼是否存在黄斑区中心凹1°～2°的抑制性暗点。

（二）检查方法

1. 检查者与被检者相距0.5m相对而坐。

2. 将一点光源置于33cm处，并令被检者双眼注视点光源。

3. 检查者迅速将4△BO三棱镜置于右眼前，观察两眼的运动反应。

(1) 两眼同时向左方运动，随即见左眼单独向右运动注视光点，说明左右眼均无黄斑抑制性暗点。

原理：如图6-29所示，当患者注视正前方点光源时，外界物体的物像分别落在两眼黄斑区，当右眼加入4△BO三棱镜后，右眼入射光线发生偏折，成像到黄斑中心凹外颞侧一点，右眼为恢复中心注视则发生反射性的内转运动，再次将外界物像成像在黄斑中心凹处，右眼能发生这种内转的运动，说明右眼没有中心凹抑制；根据Hering法则，右眼的内直肌内转冲动，会同时等量的到达左眼外直肌，使左眼外直肌同时发生外转的共轭运动，左眼的黄斑中心凹也由原来的位置发生偏转，运动幅度等于检查用的三棱镜度数，这时外界物像落在向外偏转后左眼眼底，成像位置落在了中心凹颞侧部位。由于外界同一物体，分别落在了右眼的黄斑中心凹和左眼黄斑中心凹外的一点，这是一对非对应点，会引起复视症状，为清除复视，左眼又会发生一个缓慢的内转动作，即融像运动（左眼单眼运动）。这样，在检查过程中左眼连续出现两个运动，先外转，然后又内转，即右眼加4△BO三棱镜，左眼出现一个双向运动。

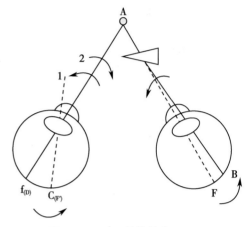

图6-29 4△三棱镜检查原理图

(2) 若见二眼同时向左移动后未见左眼单独向右运动，说明左眼黄斑区存在4△三棱镜度以上范围的抑制性暗点。

原理：同上当右眼加入4△BO三棱镜后，右眼为恢复中心注视则发生反射性的内转运动，根据Hering法则，右眼的内直肌内转冲动，将促发左眼发生外转的共轭运动，左眼的黄斑中心凹也由原来的位置发生偏转，而左眼外界物像在眼底成像位置落在了中心凹颞侧部位。由于此部位为抑制区，则不出现复视，也无融合性内转，所以，右眼放置三棱镜以后，左眼只有单向运动（共轭运动），而没有双向运动。

(3) 双眼均不动，则说明被检眼本身有抑制性暗点。

原理：右眼中心凹存在抑制性暗点，半径比4△大，放置三棱镜以后，物像向颞侧移位，但却落到抑制区内，不发生注视反射，因此右眼不发生内转运动，左眼也就不发生共轭外转运动。

4. 再将4△BO三棱镜置于左眼前，检查左眼是否存在抑制性暗点，判断方法同上：若见两眼均不发生运动，说明左眼存在抑制性暗点。

五、同视机检查

同视机又名大型弱视镜或斜视镜，是眼科和视光检查中用于双眼视功能检查的主要仪器。主要用于检查斜视弱视患者的同时视、融合功能及立体视觉等双眼视功能，诊断客观斜视角、主观斜视角、异常视网膜对应、斜视、弱视等多种眼科疾病，根据不同诊断眼位斜视度的变化规律，了解眼球运动功能进行治疗训练，改善融合范围，脱抑制以及异常视网膜对应矫正训练。

同视机种类繁多，形态各异，但它们的基本结构和原理相同，关于同视机构造及原理的其他介绍详见本套《眼视光常用仪器设备》（第2版）。

同视机检查的原理是利用两个镜筒实现双眼分视，左眼看左画片，右眼看右画片，从而暴露患者的眼位偏斜情况，并进行其他视觉功能检查，结合不同类型的机械照明装置可实现不同的功能检查和视觉训练：

1. 可以改变照明的强弱，强光是用来做后像法检查。

2. 可产生闪烁刺激：即可自由使单眼照明亮灭，也可使两眼交替亮灭，同时亮灭的频率可有数种。

3. 可使 Haidinger 刷正转、倒转，用于治疗旁中心注视。

（一）同视机画片

同视机画片是同视机视功能检查的重要组成部分，共分四类。

1. 同时知觉画片 又称同时视画片，此类画片为 T 组：用于检查双眼同时知觉，自觉斜视角和他觉斜视角，是双眼知觉的一级画片。

此类画片的特点是：两张完全不同的图案，如图 6-30：画片的图案都设计在方框的中央，两张画片互补，小图案落在大图案之内，例如：狮子站在笼子里，拖拉机在车库里。

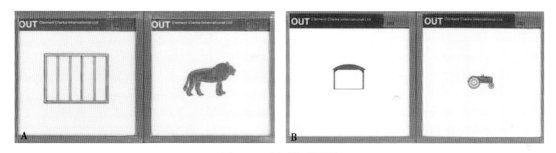

图 6-30 同时知觉画片
A. 旁黄斑画片；B. 黄斑画片

此组画片两张画片为一对，其画片的大小不等，依图画与被检眼构成的视角大小分为大、中、小三种，应用于不同部位的检查。大的用于眼底黄斑以外周围部的检查；中的用于眼底黄斑部的检查；小的用于眼底黄斑部中心凹部的检查：

（1）旁黄斑画片：其对应的视角是 $10°$，能够投射到旁黄斑区。

（2）黄斑画片：其对应的视角是 $3°\sim5°$。

（3）中心凹画片：其对应的视角是 $1°$。

2. 融合画片 又称融像画片，此类画片为 R 组，主要用于测量人眼的融合力、融合范围等二级双眼视功能。该组画片的特点是：通常都是由一对大致相同的图形组成，但每张图上都有不完全的对照点，若将两个图形相合，不完全的画可以互相弥补而成为一张完整的画面，这两个特殊部分称为控制点。如图 6-31：两个画片中均有一只猫，但一只猫有尾巴没有蝴蝶，另一画片中猫没尾巴有蝴蝶。蝴蝶和猫尾巴这两个控制点分别由两只眼看见，一旦病人看不到其中一个控制点，则说明有抑制存在。这类画片的大小不等，控制点的位置也分别为中心控制点，黄斑控制点和旁黄斑控制点。按视角大小分为二级 $10°$、$5°$、$3°$ 画片，分别与控制点对应（图 6-31）。

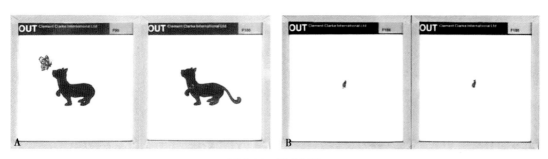

图 6-31 融合画片
A. 旁黄斑画片；B. 黄斑中心凹画片

3. 立体视画片 立体视画片是一种特殊的融合画片,此类画片归为 L 组。该组画片主要用于测量三级视觉功能——立体视功能。

这类画片的特点是:每一对画片中两张图案看似完全相同,但是存在位置距离的微小差异,即存在水平差异,如图 6-32,这两张画片会落在视网膜的非对应区域即 Panum 空间,形成水平视差,被视觉中枢感知会产生深度知觉,这样观察眼在同视机中就可以看到两个图形合为一张的具有立体感的图形。较复杂的画片看上去会形成不同深度的层面。立体视画片包括一般立体视画片及随机点立体视画片,前者是图形之间保持一定的分离位置,图形有深度感,用于立体视的定性测定,后者可进行立体视锐度的定量测定。

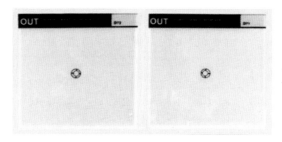

图 6-32 立体视画

4. 特殊检查用画片 十字画片、后像画片、kappa 角画片等。

（二）同视机检查法

1. 同时知觉检查方法

（1）检查目的:检查被检者的同时知觉功能以及自觉和他觉斜视角,判断视网膜的对应情况。

（2）检查方法

1）被检者配戴矫正眼镜,取舒适坐位,头部固定于颌托和额靠上,调整颌台高度、瞳孔距离,使两侧镜筒适合眼的高度。

2）使两个镜筒上的各指针刻度全部归零,并将注视眼镜筒固定于 0° 处,将一对同时知觉画片置于左右镜筒光源,如狮子和笼子（主导眼镜筒通常放置笼子图片）。

3）嘱患者报告看到的图像是一个画片、还是同时看到两个画片,两个画片是否重合。

（3）结果判断

1）若仅看到一侧画片,说明无同时视功能,单眼形成抑制（但有时可能由于患者有水平或垂直斜视,目镜的角度与斜视的角度不一致,患者不能看到画片,这时要调整好目镜的角度与患者的斜度相一致）。

2）若患者同时能看到两个画片,并且两个画片完全重合,说明患者具有正常同时知觉,并且无斜位。

3）若看到两个画片但不能完全重合,说明患者具有异常同时知觉,存在某种类型的斜视。此时要检查自觉斜视角和他觉斜视角的大小,可用于判断视网膜对应情况。

①自觉斜视角的测定:在同时知觉测定的基础上,当患者报告能看到两个画片,但二者不重合时,令被检者手持另侧镜筒手柄,改变镜筒角度将狮子推入笼子,当两画片重合,狮子进入笼子时,同视机上指示的刻度即为自觉斜视角。

②他觉斜视角的测定:在自觉斜视角测定的基础上（同视机上指示的刻度仍处于自觉斜视角的位置上）,交替点灭两镜筒的光源,注意观察眼球运动情况,要特别注意灭灯后再亮灯的那只眼的运动情况:若发现观察眼在亮灯后由外向内运动,说明自觉斜视角时,镜筒所处位置,不在斜位眼的视线上,在视线的内侧方,所以出现眼睛内转,此时应调整镜筒

臂，把镜筒向外侧方移动，直至交替点灭时，左右眼单独注视各自画片，两眼都不见有眼球移动，此斜眼侧镜筒臂所指的度数为他觉斜视角。若交替点灭时，眼球自内向外运动，则需要把镜筒向内收。因此要记住镜筒的移动方向：观察眼在亮灯后，由外向内运动，则外推镜筒；由内向外运动，则内收镜筒。当交替点灭光源，眼球不发生运动，此时同视机上指示的刻度为他觉斜视角。

如一眼视力不良，或因其他原因导致患者不能固视画片时，可根据角膜反光点位置确定斜视角，若反光点在角膜中心鼻侧，需要将镜筒向外侧推动，若反光点在角膜中心颞侧，则需要将镜筒向内侧推动，直至角膜反光点处于角膜瞳孔中心区域。有眼球震颤或其他固视不稳定的情况时，由于不断的眼球运动，不能准确地测出他觉斜视角。

尽管同视机通过镜筒内有 +7D 的透镜，在有限距离内模拟视远的状态，但由于画片和眼距离很近，由于心理因素仍可出现近感性辐辏和调节。因此，在内斜视情况下测得的度数比实际度数要稍大，外斜视时其度数要偏小。

比较被检者自觉斜视角与他觉斜视角的大小，判断二者是否相同，如果自觉斜视角＝他觉斜视角，说明患者有正常视网膜对应，如果自觉斜视角≠他觉斜视角，说明患者没有正常视网膜对应。自觉斜视角与他觉斜视角相差在5°以下者可认为正常。

记录示例：同视机检查：自觉斜视角 +10°＝他觉斜视角

③麻痹性斜视诊断眼位

a. 检查目的：同视机除用第一眼位（正前方注视）检查外，还可用于第二、第三眼位及正上、正下方检查非共同性斜视的斜视角及 A-V 现象、眼肌麻痹所致的眼位偏斜、复视等。其中水平眼位检查水平肌麻痹、垂直眼位检查 A-V 现象、上下左右共九个方向眼位可检查垂直肌麻痹。

b. 检查方法：先查第一眼位自觉斜视角和他觉斜视角，如果为视网膜正常对应者，可以用自觉斜视角检查方法查各眼位的斜视角，否则需用他觉检查法检查。单纯水平斜视仅检查正前方，左转 15°，右转 15° 三个位置。垂直斜视需要进行九个诊断眼位检查，用井字格表示（图 6-33）。在检查右上方注视眼位时，需要将镜筒首先向右转 15°，然后两镜筒同时向上转 15°，以此同理向右下方，左上方和左下方转动镜筒，检查第三眼位的检查。要分别记录各眼注视时另眼的斜度。

c. 结果判断：需要结合眼球运动检查、红玻片检查、Hess 屏检查等双眼视觉检查结果，辅助诊断斜视的类型，斜视角的定量等分析，详见麻痹性斜视内容。

右上方	正上方	左上方
右侧	第一眼位	左侧
右下方	正下方	左下方

A

	$+46^{\triangle}$	$+45^{\triangle}$	$+42^{\triangle}$	
R	$+30^{\triangle}$	$+30^{\triangle}$	$+28^{\triangle}$	L
	$+15^{\triangle}$ L/R12$^{\triangle}$	$+17^{\triangle}$	$+16^{\triangle}$ R/L14$^{\triangle}$	

B

图 6-33 同视机诊断眼位检查结果记录方法
A. 检查记录；B. 检查记录示例

④A、V 现象的检查：检查 A-V 现象时，需要镜筒上、下转 25°；检查 A 现象时，镜筒上下各转 25°，下方的斜视度与上方的斜视度并相差超过 10$^{\triangle}$；检查 V 现象是指上下各转 25°，上方的斜视度与下方的斜视度，且相差超过 15$^{\triangle}$。如图 6-34A 中，患者向上看时，外斜量加

大，为外斜 V 征 。从眼肌的作用力上分析，上转肌为上直肌和下斜肌在起作用，上直肌同时还有内转的功能，上转外斜加大，说明内转不足，双眼上直肌不足，下斜肌在上转的同时还有外转的功能，图中患者上转时外斜加大，说明下斜肌功能亢进；当双上直肌不足或双下斜肌过强时，可出现"V"征。如图 6-34B 中，患者向下看时，外斜量加大，为外斜 A征。同理从眼肌的作用力上分析，下转时下直肌和上斜肌起作用，下直肌伴内转，下转外斜加大，说明内转不足，双眼下直肌不足，上斜肌在下转的同时还有外转的功能，图中患者下转时外斜加大，说明上斜肌功能亢进，因此当双下直肌不足或双上斜肌过强时，可出现"A"征。

$$-60^{\triangle}$$

$$-40^{\triangle}$$

$$-30^{\triangle}$$

A

$$-15^{\triangle}$$

$$-30^{\triangle}$$

$$-45^{\triangle}$$

B

图 6-34 A-V 征检查记录示例

A. 外斜 V 征；B. 外斜 A 征

2. 融合功能的检查方法

（1）检查目的：主要了解被检者的运动融像范围大小。

（2）检查方法：检查前，要与被检者做好充分的沟通，使被检者认清左右两张图形各自的特点。在同时知觉检查的基础上进行：

1）在同时知觉画片位置的基础上，分别放入成对的融合画片如两只猫的画片（注意：此时同视机上指示的刻度应处于自觉斜视角的位置，而不能置于他觉斜视角的位置）。

2）询问被检者看到的猫图像。通常若患者有同时知觉，患者双眼将会看到一直融合在一起完整的一只猫（图 6-35），（此时，同视机刻度指示的度数为融像点）。

3）此时，调整中间的水平刻度旋钮，并将机器锁住，使镜筒和水平刻度旋钮产生联动效应，旋转旋钮使两镜筒做等量的辐辏和分开运动，先做分开运动，再做集合运动。转动旋钮直到两张画片不再重合或仅见一侧画片时，分别记录两次画片分开，不再重合时，水平刻度变化量即为其集合和分开的最大限度，也就是融合范围，正常融合范围：集合平均为 25°～30°，分开为 4°～6°。

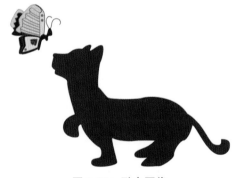

图 6-35 融合图像

3. 立体视的检查法 在融像检查的基础上进行。

（1）将同视机镜筒置于融像点处（即选择自觉斜视角的位置）以便形成立体视，病人能够自然地产生立体视无须医生提示。

（2）将一对立体视画片置于左右镜筒，先用视差较大画片进行检查，逐渐过渡到视差较小的画片，这样可以检测出真正的立体视锐度。

（3）询问被检者看到的画片上图像的远近前后距离感。

同视机应用立体视画片，在同时视及融合的基础上测定立体视，通常只能定性测定。若结合随机点同视机立体视检查画片，可用于定量检查远距离立体视，该图片无单眼线索和暗示信号,精度较高。

4. kappa角测定法

(1)检查目的:通过观察角膜反光点位置,判断两眼kappa角的大小。

(2)检查方法:kappa角测定需要插入特殊画片:画片上有一排水平方格,格内填有一排字母和数字(edcba 012345),0位于画片的中央。

1)调整同视机使患者舒适,双眼与镜筒同高。

2)将镜筒分别调整至两眼的注视位置。

3)先将kappa角画片插入右侧镜筒,让病人右眼依次注视数字或字母,检查者观察被检者角膜上的映光点;直到该眼的角膜映光点准确地位于瞳孔中央为止,此时眼睛注视的字母或数字对应的偏斜度既是kappa角的度数。

5. 后像检查法 后像法是通过强光分别照射两眼黄斑部来形成后像,两张画片一张为水平裂隙,另一张为垂直裂隙,当用强灯光照射时,光线通过裂隙,刺激视网膜黄斑后,分别形成水平与垂直的两条后像线。在停止光线刺激后,感知两条后像线的位置关系,在暗背景能看到明亮的十字交叉,在明亮的背景上能看到黑暗的十字交叉,正像我们观察太阳后,闭上眼睛也能感受到眼前有明晃晃的太阳为正后像,当我们睁眼观察白墙时,可在白色的背景中感知到黑色的太阳形状为负后像。因为知觉印象是来自黄斑对黄斑的投射关系,因此可通过后像的位置关系,判断眼位偏斜情况和视网膜对应情况。

检查前,医生应该向病人说明后像形成和观察的方法。让病人先试验一次,亲身体验一下闭上眼睛后出现后像的情况,开始先出现正后像,然后出现负后像。正后像是明亮的,负后像比背景暗。

(1)检查方法

1)调整同视机使患者舒适,双眼与镜筒同高。

2)将镜筒置于零刻度位。

3)将后像画片置于镜筒(平时的注视眼用水平方向裂隙画片,另一只眼用垂直方向裂隙画片),打开亮度很高的后像灯,两只眼分别照射。

4)让患者观察后像,并画出后像的形状。

(2)结果判断:假设右眼产生的是水平后像,左眼产生的是垂直后像,检查结果常见有以下几种。

1)若观察结果如图6-36A所示,则判断为外斜视。

2)若观察结果如图6-36B所示,则判断为正常视网膜对应。

3)若观察结果如图6-36C所示,则判断为内斜视。

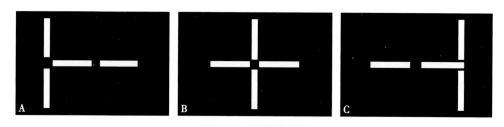

图6-36 后像检查法
A. 外斜视;B. 正常视网膜对应;C. 内斜视

注意:后像离日常生活中的真实双眼视觉差异很大,所以后像检查的结果与日常生活中的双眼视觉也不尽相同。

6. AC/A检查 AC/A比值是指调节所带动的集合量与引发调节性集合的调节力的比率,

正常值平均为 4±2[△]/D。

（1）检查目的：了解调节与调节性集合的比率，可做内外斜视的类型、配镜矫正以及手术方式选择。

（2）检查方法

1）应用同时知觉 3° 小画片测定自觉斜视角或他觉斜视角，记录眼位偏斜三棱镜度为斜位量 phoria1（具体操作步骤见同时知觉测定）。

2）双眼视孔前均插入 −3D 镜片。

3）重复第一步检查并记录，记录加入 −3D 镜片后眼位偏斜三棱镜度为斜位量 2（ph2）。

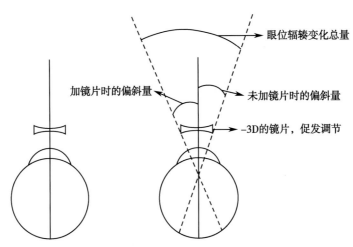

图 6-37　AC/A 同视机测定原理示意图

由于斜位符号规定：内正外负。即外斜视为负号，内斜视为正号。如图 6-37 未加 −3D 的镜片时，眼位为外斜视斜位量 1 取负值，当双眼前加 −3D 的镜片后，由于负镜片促发调节，带动集合，眼位发生变化，变成内斜位，斜位量 2 取正值，因此整个眼位的变化量（斜位量 2− 斜位量 1）就是加入 −3D 镜片后带动的集合量。同视机 AC/A 的测定由于两次注释距离均为远距离，是通过眼前增加负球镜来改变的调节刺激，因此属于梯度法测定，根据公式：

AC/A=（斜位量 2− 斜位量 1）/ΔD=（斜位量 2− 斜位量 1）/3D，就可以得出其 AC/A 的值。注意"AC/A 检查时需要注意必须配戴矫正眼镜，放松调节，复查三次取均值。由于检查距离没有发生变化，所以同视机检查 AC/A 实际为梯度法检查的一种。

六、立体视锐度

立体视锐度检查主要用来检查患者是否存在立体视，以及立体视的程度。立体视是双眼识别空间物体的大小、前后距离、凹凸、远近三维空间的视觉功能，是建立在双眼同时视和融合功能基础上的独立的高级视功能，反映双眼单视功能的好坏。

立体视的获得以及精细的立体视锐度的形成依赖于准确协调的眼球运动及双眼黄斑中心凹注视，刚出生时立体视的神经通路并没有发育完善，需要充分的视觉刺激来促进正常的发育，出生后不久，黄斑中心凹就已形成，以后锥体细胞不断向中心凹处密集，视觉刺激越来越清晰，为立体视的形成的条件之一。立体视发育与眼球异向运动——集合运动密切相关，是保证双眼中心凹成像的基础。双眼视觉发育具有敏感期，大脑负责双眼视觉的双眼神经元具有可塑期，在此期间或此前双眼视觉视破坏后仍可重建。双眼视觉发育的敏感期开始出生后几个月，高峰在 1～3 岁之间。一些双眼异常疾病如先天性内斜视、先天性白内障等,若在敏感期内得到治疗,则有助于双眼视觉的恢复和发育,可得到较高的立体视锐度,若超过关键期,则可能导致双眼视不可逆的丧失。

立体视检查目的:测定被检者的精细深度感觉,评估双眼单视功能的好坏,筛选斜视和弱视患者,为选择斜视手术时机及评价疗效的手段之一。

临床常用的检查方法包括:随机点立体图与 Titmus 立体图检测法,如图 6-38 所示(详见《眼屈光检查—立体视检查》)。

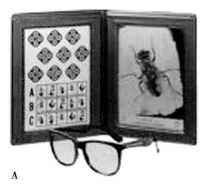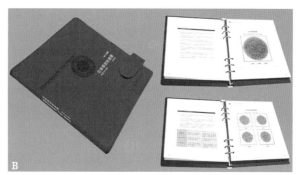

图 6-38　立体视检查图
A. Titmus 立体视检查;B. 随机点立体视检查图

知识拓展

旋转性斜视的检查

一、旋转性斜视的主观检查法

(一)双马氏杆检查　双马氏杆检查主要用于定量检查旋转斜视斜度。由于旋转性斜视是眼球沿着矢状轴进行的旋转,眼外观检查,角膜映光点或是遮盖法检查并不能发现。通过双眼马氏杆的放置,两眼应分别观察到两条线条,没有旋转斜位的患者,两条线条平行,而当发生旋转斜视时,斜位眼观察到的线条就会发生倾斜,导致两眼所见物像线条相互成夹角,从而可以判断旋转斜视的存在。

1. 检查方法

(1)令被检查者头位正直,注视暗环境下的点状光源。

(2)将 2 个马氏杆同方向放在试镜架上并置于二眼前,为使两眼所见线条的位置关系更明显,通常于一眼前放置底向下的三棱镜,此时患者看到两条分离的光线。

(3)嘱患者报告双眼所看见的两条光线的位置关系:二眼的光线条是否平行或倾斜,若二眼的光线条平行,则无旋转性斜视。

(4)如有倾斜,让病人自己调整马氏杆柱镜的方向,直到两只眼分别看到的两条光线平行为止,所移动角度会在试镜架上的刻度上显示出来。马氏杆的旋转方向即是旋转斜视的方向。

2. 结果判断　若垂直放置双马氏杆,二眼显示水平光线条,如图 6-39A 所示左眼所见线条鼻侧线高、颞侧线低时为内旋斜视,反之如图 6-39B 为外旋斜视,将一眼所倾斜的光线逐步移动,使之平行后,所移动的角度即为旋转斜度的定量图 6-39C。

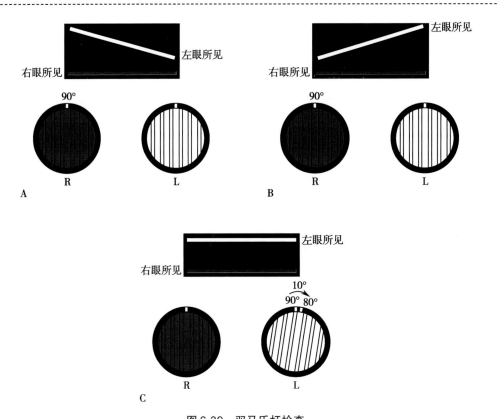

图 6-39 双马氏杆检查
A. 内旋斜视；B. 外旋斜视；C. 旋转斜视调整

（二）双 4$^{\triangle}$三棱镜检查　双 4$^{\triangle}$三棱镜检查是定性检查法。双 4$^{\triangle}$三棱镜由两个 4 三棱镜度三棱镜构成，其底相互对合在一起，即两个底对底的三棱镜。根据三棱镜的折射原理，物体发出的光线经过两个底相对的三棱镜之后分别形成上下两个像。将这样底相对的两个三棱镜垂直放置一眼前，双三棱底的对合线水平通过瞳孔中心，该眼即产生垂直复视观察到垂直分离的两个物体，另一眼前不加三棱镜，仍可观察到原物体，通过双眼所见的三个物像的位置关系，判断眼位的偏斜性质。

1. 检查目的　主要用于旋转斜度的定性检查。

2. 检查方法

（1）检查时将双 4$^{\triangle}$三棱镜的底线水平置于一眼瞳孔中央区（例如加在左眼前）。

（2）嘱患者注视一条横线，放三棱镜的眼将会看到两条平行线，双眼便可看成三条横线。（不戴三棱镜的眼为被检查眼，其所见的横线位于戴三棱镜眼所见的两条横线中间）

（3）根据三条线段的相互位置关系，判断有无旋转斜视。

1）如果患者两眼所见的三条线互相平行如图 6-40A 示，则证明无旋转斜视；

2）如果放三棱镜的眼所见两平行线倾斜如图 6-40 B 示，则该眼有旋转斜视；

3）如果两平行线无倾斜，而中间的横线倾斜，则对侧眼（不加棱镜的眼）有旋转斜视。

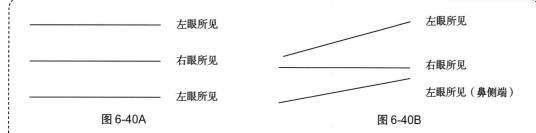

图 6-40A   图 6-40B

如图 6-40C 中间一条横线的鼻侧端低或颞侧端高时，说明物像内旋，像内旋即为眼位外旋，即证明该眼为外旋隐斜视；（由于视网膜成分具有向对侧空间投射的特性，眼的旋转和物像空间定位刚好相反）。

如图 6-40D 中间一条横线的鼻侧端高或颞侧端低时，说明物像外旋，像外旋即为眼位内旋，即证明该眼为内旋隐斜视。

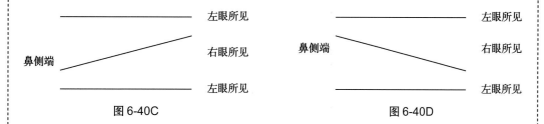

图 6-40C   图 6-40D

二、旋转斜视的客观检查法

眼底照相：测量眼球客观旋转度。

正常：如图 6-41A 黄斑中心凹位于视盘几何中心下 1/3 处；双眼相差不超过 0.2PD。

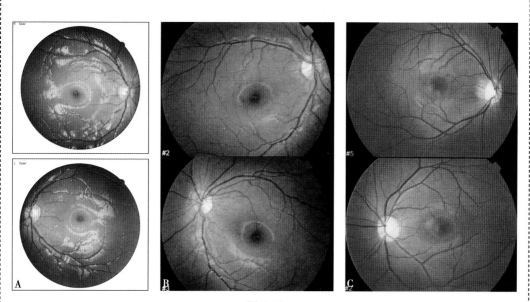

图 6-41

A. 无异常旋转；B. 外旋；C. 内旋

图 6-41B 显示黄斑中心凹向下移位过多——外旋

图 6-41C 显示黄斑中心凹向上移位——内旋

（陈丽萍　岑　洁）

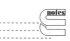

实训技能要求

一、眼位检查实训

（一）遮盖＋三棱镜实验

1. 操作准备

（1）检查工具 20/30 注视调节视标 1 个，水平三棱串镜 1 个，遮眼板 1 个，测试对象 1 人。

（2）注意观察被遮眼在去掉遮眼板时是否出现移动以及移动方向和移动幅度。

2. 操作步骤

（1）检查者与被检者（戴镜或不带镜均可）相距 0.5m 相对而坐。

（2）将一调节视标置于 33cm 距离，并令被检者注视视标并保持视标清晰。

（3）遮盖被检者左眼，观察右眼是否运动，判断右眼的注视状态。

（4）若右眼运动，嘱被检者持续注视视标，遮盖 5 秒之后，撤掉左眼的遮盖板，观察左眼的运动，判断斜视的类型。斜位大小测定，可进入第 8 步操作。

（5）若遮盖被检者左眼，观察右眼没动，则改遮被检者右眼，观察左眼运动，判断左眼的注视状态，若左眼运动，嘱被检者持续注视视标，撤掉右眼的遮盖板，观察右眼的运动，判断斜视的类型，斜位大小测定，可进入第 8 步操作。

（6）若遮盖被检者左眼，观察右眼没动，则改遮被检者右眼，观察左眼有没有运动，可排除被检者什么样的眼位状态？此时需撤掉遮盖眼的遮盖板，观察该眼的运动状态，若撤掉遮盖板后，出现眼球运动，需判断眼位性质。

（7）在上述遮盖与去遮盖部分，发现有任一眼出现运动，则进行交替遮盖实验，观察双眼运动幅度，估计偏斜量大小。

（8）根据眼球运动方向，将棱镜串镜置于任一眼前：由外向内运动，则加入基底向内的棱镜，由内向外运动，则加入基底向外的棱镜，继续进行交替遮盖，直至观察不到两运动的状态。记录此时加入的棱镜量。

（二）Maddox 杆检查

1. 通过水平马氏杆对被检者进行眼位检查，判断被检者的眼位偏斜方向和大小，感受水平斜视与观察物像的位置关系。

（1）操作准备：马氏杆检查板 1 个，测试笔灯 1 个，测试对象 1 人。

（2）操作步骤：

1）完全矫正被检者屈光不正。

2）令被检查者坐位，头位正直，注视暗环境下的点状光源。

3）将马氏杆检查板置于右眼前，左眼前不加马氏杆（此时被检者右眼看到一条垂直的红色光线，左眼仍然看到一点光源）。

4）嘱被检者报告双眼所观察到的光线与灯光的位置关系，根据点线关系判断斜视类型。

5）在左眼前加入三棱串镜，根据被检者报告双眼所观察到的光线与灯光的位置关系，确定加入的棱镜基底方向，并不断增大棱镜度，直到点线重合，确定水平斜视的大小。

2. 用垂直三棱镜模拟垂直斜视，通过垂直马氏杆对被检者进行眼位检查，判断被检者模拟的眼位偏斜方向和大小，感受垂直斜视与观察物像的位置关系。

（1）操作准备：马氏杆检查板 1 个，测试笔灯 1 个，垂直三棱串镜 2 个，测试对象 1 人。

（2）操作步骤：

1）完全矫正被检者屈光不正。

2）令被检查者坐位，头位正直，注视暗环境下的点状光源。

3）将马氏杆检查板置于右眼前，并在眼前加入垂直三棱串镜，左眼前不加马氏杆（此时被检者右眼看到一条水平的红色光线,左眼仍然看到一点光源,加入的模拟三棱串镜大小以观察到的点和线分离即可)。

4)嘱被检者报告此时双眼所观察到的光线与灯光的位置关系;根据点线关系判断模拟的斜视类型。

5)做交替遮盖,观察左眼的运动方向,判断模拟的斜视类型,与第4步的判断结果进行比较,是否判断正确。

6)根据判断结果在左眼前加入中和棱镜的,注意置入中和棱镜的基底方向,并不断增大,直至点线重合。比较并分析模拟棱镜和中和棱镜的大小差异。

二、双眼视功能检查

(一)红色滤光片

1.操作准备 笔式手电筒1个,红色滤光片1个,测试对象1人;半暗光视光实训室。

2.操作步骤

(1)检查者与被检者相距1m相对而坐。

(2)被检者坐正,头部固定于正直位,勿转动。

(3)将红色滤光片置于被检者右眼前,检查者将笔式手电筒开启,放置于被检者正前方1m处,嘱被检者注视光标。

(4)检查者将笔式手电筒光标向被检查者右侧、左侧、上方、下方、右上、右下、左上、左下移动,嘱被检者双眼注视光标。

(5)绘图记录检查结果。

3.结果分析

(1)正常者见一淡红色灯光。

(2)复视者见一红一白两个灯光。

(3)共同性斜视患者在各诊断眼位复视像距离相等。

(4)非共同性斜视复视像。

注意事项:

1)检查光标在向各诊断眼位移动时,角度和幅度要大致相同,转动角度各方向在15°~20°。

2)可以先检查水平位,再检查垂直位。

3)红色滤光片检查用于主诉有复视的患者,此项检查需要患者主觉描述,因此需要合作,不适于年龄太小的儿童。如复视像检查结果与眼位偏斜及眼球运动受限情况不符时,则应多查几个方位进行比较,切忌诱导和暗示。

(二)Worth 4点灯

1.操作准备 Worth 4点手电1只、红绿眼镜一副,实验对象1人。

2.操作步骤

(1)被检者配戴习惯矫正眼镜。

(2)在矫正眼镜前方配戴红绿眼镜,红片在右眼,绿片在左眼。

(3)检查者执Worth 4点手电于33cm处,嘱被检者双眼注视4点视标。

(4)询问被检者双眼视的情况下,所见现象,并进行视功能判断:是否有同时视?是否有正常的融像能力?哪只眼为主导眼?是否有抑制,抑制的视觉表现?是否有斜视存在?

(5)若Worth 4点检查,被检者有正常融合功能,则嘱被检者持续注视Worth 4点灯,并报告是否看见点的数量在发生变化:由原来的4个灯点变成了2个或3个灯点。

(6)缓慢将Worth 4点灯向远处移动,并嘱被检者报告Worth 4点在移动过程中的数量变化。

 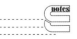

（7）当被检者报告数目出现变化时，停止移动，记录此时的距离，并根据丢失点的颜色判断被抑制的眼别。然后继续向远处移动；若移动到 3m 处，被检者仍报告看到 4 个点，则停止测试，记录为：3m 无抑制。

（8）令被检者遮盖未抑制的眼，报告被抑制的点是否再次出现，如果被抑制点再次出现，则说明被检者在双眼注视状态下存在抑制性暗点；若被抑制点不再出现，说明在该距离存在恒定性暗点。

（9）记录远近距离融合功能；和中心抑制暗点现象：

若被检者看到 4 个点有正常的融合功能，需进行遮盖试验检查，发现红绿眼镜后出现眼球运动，说明被检者存在异常视网膜对应。

（三）Bagolini 线状镜

1. 操作准备　自然状态，Bagolini 线状镜 1 只、手电式笔灯 1 只、实验对象 1 人。

2. 操作步骤

（1）在暗室中进行或调暗室内光线。

（2）被检者可配戴屈光矫正眼镜。

（3）眼前 40cm 处点亮笔灯，将其指向鼻梁中部与处于眼部水平。

（4）嘱咐被检者右手执镜柄，将线状镜放置于两眼前，令被检者注视 40cm 处的点状光源：遮盖被检者左眼，确认右眼看到的物像为：135 度方向的光带；遮盖被检者右眼，确认左眼看到的物像为：45 度方向的光带。（关闭其他光源，防止视觉干扰）。

（5）向被检者询问所看到的现象，看到几个灯；看到几条线；线相互交叉吗？ 两条线是同时看到的吗？ 线条是穿过了灯吗？ 线条上有任何缺损吗？哪一条线条在右侧或是左侧或让被检者画出观察到的现象，通过绘制被检者看到的十字架记录，分析观察到的结果。

（四）4$^{\triangle}$三棱镜检查

1. 操作准备　4$^{\triangle}$三棱镜 1 只、笔灯式点光源，实验对象 1 人。

2. 操作步骤

（1）检查者与被检者相距 0.5m 相对而坐。

（2）将一点光源置于 33cm 处，并令被检者双眼注视点光源。

（3）检查者迅速将 4$^{\triangle}$BO 三棱镜置于右眼前，观察两眼的运动反应：

1）两眼同时向左方运动，随即见左眼单独向右运动注视光点，说明左右眼均无黄斑抑制性暗点。

2）若见二眼同时向左移动后未见左眼单独向右运动，说明左眼黄斑区存在 4 棱镜度以上范围的抑制性暗点。

3）双眼均不动，则说明被检眼本身有抑制性暗点。

（4）再将 4$^{\triangle}$BO 三棱镜置于左眼前，检查左眼是否存在抑制性暗点，判断方法同上：若见两眼均不发生运动，说明左眼存在抑制性暗点。

（五）同视机检查

1. 操作准备　同视机一台、同时知觉画片一组，实验对象 1 人。

2. 操作步骤

（1）同时知觉检查方法：

1）配戴矫正眼镜或不带镜状态下，被检者取舒适坐位坐于同视机前，调整颌台高度、瞳孔距离，使两侧镜筒适合眼的高度，头部固定于颌托和额靠上。

2）使两个镜筒上的各指针刻度全部归零，并将注视眼镜筒固定于 00 处。

3）将一对同时知觉画片置于左右镜筒光源，如狮子和笼子（注视眼镜筒通常放置笼子图片）。

4）询问被检者是否能同时看到狮子和笼子两个画片，两个画片是否重合。

5）根据结果判断被检者的同时知觉状态（若仅看到一侧画片，说明什么？无同时视功能；若被检者同时能看到两个画片，并且两个画片完全重合，说明什么？被检者具有正常同时知觉，并且无斜位；若看到两个画片但不能完全重合，说明什么？被检者具有异常同时知觉，存在某种类型的斜视）。

6）若被检者报告能看到两个画片，但二者不重合，令被检者手持操纵杆改变镜筒角度，检查者调整狮子与笼子的高低，使两画片重合，狮子完全关进笼子内，同视机上指示的刻度即为自觉斜视角，也称两眼的融合点。

7）在自觉斜视角测定的基础上，交替点灭两镜筒的光源，注意观察眼球运动情况：若观察到眼球运动，需要移动镜筒直至双眼均不转动，此时镜筒停留位置为他觉斜视角，此时他觉斜视角不等于主觉斜视角。若交替点灭光源，未观察到眼球运动，则他觉斜视角等于主觉斜视角。

8）比较被检者自觉斜视角与他觉斜视角的大小，判断被检者的视网膜对应情况。（正常视网膜对应（自觉斜视角与他觉斜视角检查结果相差 5° 以内），或是异常视网膜对应（自觉斜视角与他觉斜视角检查结果相差 5° 以上）。

（2）融合幅度检查：

1）在同时知觉画片检查的融合点位置（自觉斜视角）上，分别放入成对的融合画片如两只猫的画片（两只画片要面向对而放）。

2）询问被检者看到的猫图像。通常若患者有同时知觉，患者双眼将会看到一直融合在一起完整的一只猫。

3）此时调整中间的水平刻度旋钮，将刻度标志线转到最左侧，然后旋转联动旋钮将机器锁住，使镜筒和水平刻度旋钮产生联动效应，转动旋钮使两镜筒做集合、分开以及垂直方向的检查，先做分开运动，再做集合，最后做垂直方向检查。转动旋钮直到当猫变成两只，或蝴蝶，尾巴消失时，停止。

4）分别记录两次画片分开时，水平刻度变化量即为其集合和分开的最大限度，也就是融合范围。

（3）立体视的检查法

1）将同视机镜筒置于融像点处（即选择自觉斜角的位置）。

2）将一对立体视画片置于左右镜筒，先用视差较大画片进行检查，逐渐过渡到视差较小的画片，这样可以检测出真正的立体视锐度。

3）询问被检者看到的画片上图像的远近前后距离感，定性判断患者是否存在立体视。

（陈丽萍　岑　洁）

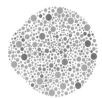

第七章 弱 视

学习目标

1. 掌握：弱视的定义和诊断依据以及弱视的分类。
2. 熟悉：弱视早期诊断的方法和流程。
3. 了解：弱视的发病机制和常见病因。

第一节 概 述

弱视（amblyopia）是视觉系统发育过程中，受到某些因素的干扰、阻碍与抑制，使视觉细胞未能得到有效刺激，导致视功能发育障碍与退化。包括形觉、色觉、光觉及空间立体视觉。弱视为视觉发育相关性疾病，仅发生在视觉尚未发育成熟的幼儿期。在学龄前儿童及学龄儿童患病率为 1.3%～3%，通常为单侧，也有双侧。

一、定义

视觉发育期由于单眼斜视、未矫正的屈光参差、高度屈光不正及形觉剥夺引起的单眼或双眼最佳矫正视力低于相应年龄的视力为弱视；或双眼视力相差 2 行及以上，视力较低眼为弱视。婴幼儿视力是逐步发育成熟的，6～8 岁视觉发育成熟。3 岁儿童正常视力参考值下限为 0.5，4～5 岁为 0.6，6～7 岁为 0.7，7 岁以上为 0.8。当视力低于以上参考值，或两眼最佳矫正视力相差 2 行或更多者为弱视（表 7-1）。

临床工作中诊断弱视应注意以下两点：①诊断儿童弱视时，一定要首先进行系统检查，排除眼部器质性改变；同时，应发现导致弱视的相关因素，不能仅凭视力异常的指标即诊断弱视；②根据儿童视力发育规律，对于 3～7 岁儿童诊断弱视时不宜以视力低于 0.9 作为依据，而应参考相应年龄的视力正常值下限。

二、视觉的发育

在出生的时候，人类视觉系统尚未发育成熟。婴儿出生后存在一个视功能发育阶段，这个时期称为视觉系统发育的敏感期。人类视觉发育的敏感期大约从出生到 12 岁。2 岁之内又是人类视觉系统发育最快的、对环境的变化最敏感的时期，这个时期称为视觉发育的关键期。这个时期视觉系统对异常的视觉刺激也非常敏感，如短暂的单眼形觉剥夺导致重度弱视。

视觉功能发育的重要时期也是弱视治疗的最佳时期。初诊年龄对预后有极显著的影响，越早期诊治弱视的预后越好。如果超过视觉发育的关键期或敏感期再治疗，视力及双眼视功能往往不可恢复，造成终生缺陷。

三、弱视发病机制

弱视的发病机制是视觉发育关键期形觉剥夺和双眼之间的异常交互作用。不同类型的弱视均与这两种因素有关（表7-1）。在敏感期内，将导致弱视的两个病因都解除之后，视觉发育才能逐渐恢复正常。

表 7-1 不同类型弱视的发生机制

类型	双眼异常的相互作用	形觉剥夺
斜视	+	−
屈光参差	+	+
屈光不正	−（部分伴有屈光参差者为 +）	+
单侧形觉剥夺	+	+
双侧形觉剥夺	−	+

"+"表示存在对应的发生机制，"−"表示不存在对应的发生机制

第二节　弱视的临床特征

一、视力低下

视力低下并且不能被矫正至正常是弱视最主要的临床特征。要注意最佳矫正视力应该与发育视力一致，不能将发育中的视力当成弱视。

二、拥挤现象

弱视眼对单个视标的识别能力比较高，对排列成行的视标，辨别能力比较差，这种现象叫拥挤现象。每一行只有一个字母者，称为单字母视力表，每一行有多个字母者，如 5 个字母，这种视力表称为行视力表。弱视眼对行字体与单个字体识别的差异很大。行字体视力越低下者则二者的差别也越大，这是因为邻近视标之间的轮廓相互影响所致。

在检查弱视眼的时候，应该选用行视力表进行检查，LogMAR 视力表是一种对数视力表，每行视标的数目相同，用于弱视患者的视力检查是适合的，特别是重度弱视或中度弱视，检查结果比较接近患者的真实情况。使用其他类型的视力表或是单字母视力，检查到的视力可能偏高。用 Snellen 视力表作为检查弱视的程度和治疗效果的依据是不完全恰当的，尤其重度弱视，因为 Snellen 视力表在 0.1～0.3 行处只有 1～3 个字，由于字数少，容易记忆，也不易引起拥挤现象。

在弱视治疗过程中，选用行视力表，才能准确地反映患者的视力变化。弱视治愈的标准是要使行字体视力变为正常。治疗过程中，如果单个字体的识别力变为正常而行字体视力仍不正常则预后不佳，获得的视力多不能维持。二者之间的差别越大，预后越差，二者的差别逐渐缩小，则预后良好。治疗结束时，患者有无拥挤现象对于判断预后有重要意义。

三、注视性质

弱视眼中存在两种注视性质，即中心注视和旁中心注视。部分弱视眼的中心凹注视能力减弱，或用中心凹以外的某点注视成为旁中心注视。旁中心注视又分中心凹旁、黄斑旁及周边注视等。

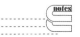

四、立体视觉降低

立体视觉建立在双眼融合功能基础上,任何一只眼的视力降低,立体视觉都会受到不同程度的影响。斜视性弱视患者的一只眼出现抑制,立体视觉发育会受到严重影响;屈光参差性弱视患者的立体视觉也会受到不同程度的影响;屈光不正性弱视患者的立体视觉受到的影响比较小。

五、对比敏感度(CSF)降低

视力表只是检测高对比度情况下视觉系统的分辨能力,对比敏感度检查法是检测视觉系统对不同亮度、不同对比度、不同空间频率情况下的分辨能力,这种检查方法更容易显示弱视眼的知觉缺陷。弱视眼的对比敏感度下降,特别是高空间频率一端,表现得更为突出。弱视的视力与对比敏感度之间有直线性关系,当视力降低时对比敏感度也低下,曲线的高峰值向左移(向低空间频率端)。

六、调节功能异常

弱视眼的调节功能异常,包括调节幅度降低、调节灵活度差、调节性集合异常等。

第三节　弱视的病因及分类

一、按发病原因分类

1. 斜视性弱视(strabismus amblyopia)　斜视导致两眼视轴不平行,同一物体的物像不能同时落在两眼视网膜对应点上,而是落在注视眼黄斑部和斜视眼黄斑部以外的视网膜上,两个物像引起复视;与落在注视眼黄斑上的物像完全不同的另一物体的物像落在斜视眼的黄斑上,这就引起视觉混淆。斜视引起的复视和视觉混淆,尤其是后者,使患者感到极度不适。这种由于眼位偏斜产生异常的双眼相互作用,使得斜视眼的黄斑中心凹受到抑制形成斜视性弱视(图 7-1)。单眼性斜视多形成弱视(最常见的是内斜视),交替性斜视一般不形成斜视性弱视。

斜视性弱视患者也可能伴有屈光参差、屈光不正。屈光度比较大的一只眼往往是斜视眼,斜视眼产生弱视。两只眼的视力之差往往≥2 行。由于感觉适应的因素,斜视性弱视的治疗比屈光性弱视困难。

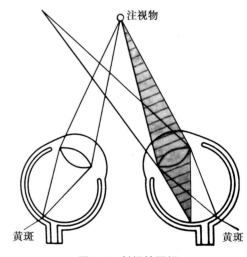

图 7-1　斜视性弱视

实例 7-1

患儿,女性,5 岁,1 岁时发现右眼斜视,2 岁时父母曾带患儿就诊,医生曾建议配镜,但由于患儿不配合,未戴镜治疗。现父母带患儿行眼部检查。检查结果如下:

眼部检查无其他明显器质性病变

裸眼视力(远用):OD 4.3(0.2)　OS 4.9(0.8)

裸眼视力（近用）：OD 4.3（0.2） OS 5.0（1.0）

三棱镜＋遮盖（远距）：50$^{\triangle}$内斜视，呈交替性

三棱镜＋遮盖（近距）：50$^{\triangle}$内斜视，呈交替性

右眼为主斜眼，睫状肌麻痹散瞳验光：

OD：+2.50DS +0.50DC×90=4.4

OS：+1.50DS +0.25DC×90=5.0

立体视觉检测：800″

Worth 4 点：右眼有抑制

注视性质：中心注视

半年随访：

戴镜视力：OD：4.8 OS：5.0

戴镜：30$^{\triangle}$内斜视，呈交替性，右眼为主斜眼

未戴镜：50$^{\triangle}$内斜视，呈交替性，右眼为主斜眼

三棱镜＋遮盖（近距）：

戴镜：30$^{\triangle}$内斜视，呈交替性，右眼为主斜眼

未戴镜：50$^{\triangle}$内斜视，呈交替性，右眼为主斜眼

立体视觉检测：240″

Worth 4 点：右眼抑制

问题：这个患者导致弱视的原因是什么？

实例7-2

患儿，女性，4岁，出生5个月左右即发现斜视，患儿祖母和父亲均有斜视，现父母带患儿行眼部检查，检查结果如下：

眼部检查无其他明显器质性病变

裸眼视力（远用）：OD 4.0（0.1），OS 4.7（0.5）

裸眼视力（近用）：OD 4.0（0.1），OS 4.8（0.6）

三棱镜＋遮盖（远距）：45$^{\triangle}$内斜视，呈交替性，右眼为主斜眼

三棱镜＋遮盖（近距）：45$^{\triangle}$内斜视，呈交替性，右眼为主斜眼

睫状肌麻痹散瞳验光：

OD：+2.50DS +0.75DC×80=4.3

OS：+1.50DS +0.25DC×90=4.9

问题：根据患儿目前情况，你认为造成患儿视力低下的原因是什么？治疗原则是什么？

2. 屈光不正性弱视（ametropic amblyopia） 常为双眼性弱视。由于先天性远视或散光度数较高，在发育期间未能矫正，使所成的像不能清晰聚焦于黄斑中心凹，造成视觉发育的抑制。当散光≥2.00DC，由于一个方向的视网膜上光线不能聚焦导致的物像模糊，尤其幼年的阶段没有及时行光学矫正，就会导致视觉发育异常。在临床上最多见的是复性远视散光和混合散光导致的弱视。临床经验指出，散光对视觉发育的影响与同等度数的远视或近视相比，前者出现弱视的概率高，而且治疗过程也比较长。

实例7-3

患儿，男，5岁，其母亲发现小孩看电视站得非常近，看小人书也是将书本贴得很近。患儿以往没有进行过眼科检查，无明显全身疾病及用药史。检查结果如下：

裸眼视力（远用）：OD 4.5（0.3）　OS 4.3（0.25）

裸眼视力（近用）：OD 4.3（0.25）　OS 4.2（0.15）

遮盖试验（远距）：10△内隐斜

遮盖试验（近距）：10△内隐斜

睫状肌麻痹散瞳验光：

OD：+8.00DS −1.00DC×30=4.6

OS：+9.00DS −1.25DC×50=4.5

立体视觉检测：200″

Worth4 点：双眼无明显抑制

注视性质：双眼不稳定中心注视

3 个月后随访：

戴镜视力：OD 4.8　OS 4.6

遮盖试验（戴镜）：无隐斜

注视性质：双眼稳定中心注视

问题：是什么原因导致 3 个月后视力增加，且中心注视稳定？

3. 屈光参差性弱视（anisometropic amblyopia）　是由于视觉发育过程中受累眼成像不清以及两眼竞争抑制作用引起。当两眼球镜相差≥1.50DS，柱镜相差≥1.00DC 即可以使屈光度较高一眼形成屈光参差性弱视。由于屈光参差太大，同一物体在两眼视网膜形成的物像清晰度不等，屈光不正即便获得矫正，屈光参差所造成的两个物像的大小仍然不等，致使双眼物像不易或不能融合，屈光不正程度较低的眼提供相对清晰的视网膜像，在视皮层水平竞争的过程中，竞争性抑制出现，物像清晰的眼逐渐变成优势眼，物像模糊的一只眼竞争失利，最终沦为弱视眼（图 7-2）。斜视性弱视患者也可能伴有屈光参差，特别是内斜视患者常伴有远视性屈光参差，这类弱视被称为混合性弱视，也就是屈光参差和斜视两个病因混合形成的弱视。

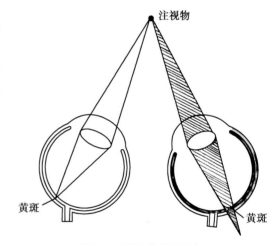

图 7-2　屈光参差性弱视

两只眼屈光参差的大小不同，弱视的发病率不同，弱视的深度也不同。屈光参差度数越大，弱视患病率越高，弱视的程度越重。单侧高度远视儿童较单侧高度近视者更为常见。屈光参差性弱视多为中心凹注视或旁中心凹注视，预后较好。

实例 7-4

患儿，男，11 岁，主诉看书一段时间后再看黑板非常模糊，需稍过一会儿才能看清，经常看书后头痛、眼痛，以右眼为著。父母诉患儿 3 年前曾进行过眼科检查，医生建议配镜，但未遵医嘱，无明显全身疾病及用药史。检查结果如下：

眼部检查无其他明显器质性病变

裸眼视力（远用）：OD 4.5（0.3）　OS 5.0（1.0）

裸眼视力（近用）：OD 4.3（0.25）　OS 5.0（1.0）

遮盖试验（远距）：5△内隐斜

遮盖试验（近距）：10△内隐斜

睫状肌麻痹散瞳验光：

OD：+4.00DS −2.00DC×10=4.6

OS：Plano=5.0

立体视觉检测：800″

Worth 4 点：双眼无明显抑制

注视性质：中心注视

戴镜后半年随访：

戴镜视力：OD 4.9　OS Plano=5.0

患儿在戴镜初期曾有双眼复视感，现已无此症状。

遮盖试验（远距）：正位

遮盖试验（近距）：4△内隐斜

立体视觉检测：20″

　　分析：患儿表现为右眼视力低下，无明显眼部器质性病变，有内隐斜，睫状肌麻痹散瞳验光显示右眼为远视，左眼无明显屈光不正，双眼屈光参差明显，由于双眼视觉上的竞争，并且患儿以往未给予积极治疗，故造成右眼弱视，患儿的诊断为屈光性弱视中的屈光参差性弱视。经配镜及积极弱视训练治疗后，患儿视力呈逐步上升趋势，内隐斜明显好转，立体视觉功能提高。

实例 7-5

　　患儿，女，8 岁，学校体检发现左眼视力低下，小孩以往曾告诉父母左眼视物模糊，但未引起重视，无明显全身疾病及用药史。检查结果如下：

眼部检查无明显其他器质性病变

裸眼视力（远用）：OD 5.0（1.0）　OS 4.2（0.15）

裸眼视力（近用）：OD 5.0（1.0）　　OS 4.0（0.1）

遮盖试验（远距）：10△内隐斜

遮盖试验（近距）：10△内隐斜

睫状肌麻痹散瞳验光：

OD：Plano=5.0

OS：+6.00DS +1.50DC×90=4.3

　　根据患儿目前情况，请你作出分析，并提出治疗方案。

　　4. 形觉剥夺性弱视（visual deprivation amblyopia）　多发生在有屈光间质混浊的儿童（如先天性白内障、角膜混浊）、完全性上睑下垂、遮盖等情况。由于剥夺了黄斑形成清晰物像的机会，形觉刺激不足而形成弱视（图 7-3）。形觉剥夺性弱视是最严重的，也是最少见的一种弱视。形觉剥夺性弱视形成所需要的时间比形成斜视性弱视、屈光不正性弱视等其他类型的弱视的时间要短，婴幼儿即便短暂地遮盖单眼也可能引起剥夺性弱视。形觉剥夺性弱视可以是单侧或双侧性

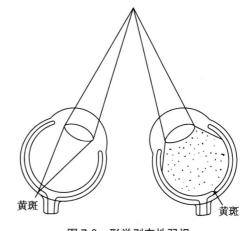

图 7-3　形觉剥夺性弱视

右眼的白内障使注视物不能在黄斑成像，只有弥散光线进入眼内

的。单侧者更加严重，常伴有继发性内斜或外斜。

形觉剥夺性弱视的严重程度与下列因素有关：形觉剥夺的程度、形觉剥夺发生的年龄、持续时间的长短以及单眼或是双眼形觉剥夺。

形觉剥夺的程度越重，弱视也越重。如果是高密度先天性白内障，混浊位于晶状体的中央部，直径>3mm，往往导致重度弱视。

形觉剥夺发生的年龄越小，弱视发病的可能性越大，弱视的程度越深。临床研究显示，在3岁前婴幼儿发生形觉剥夺，后果比较严重。6岁之后发生的白内障，对视力发育的影响比较小。

剥夺持续的时间越长，弱视的程度越重。先天性高密度白内障，出生后3个月之内，行白内障摘除术，视力恢复比较满意，2岁之后手术，视力恢复的效果很差。反过来也说明剥夺持续的时间越长，弱视程度越深，视力恢复越困难，甚至很难恢复。

实例 7-6

患儿，女，5岁，左眼曾有先天性上睑下垂病史，半年前行矫正术。现父母带患儿行眼部检查。检查结果如下：

除左眼上睑位置较右眼稍低外，无其他明显器质性病变

裸眼视力（远用）：OD 4.9（0.8） OS 4.2（0.15）

裸眼视力（近用）：OD 5.0（1.0） OS 4.2（0.15）

遮盖试验（远距）：正位视

遮盖试验（近距）：5△内隐斜

睫状肌麻痹散瞳验光：

OD：+1.50DS −0.50DC×10=5.0

OS：+1.25DS −0.25DC×180=4.4

立体视觉检测：100″

Worth 4 点：双眼无明显抑制

注视性质：中心注视

半年随访：

戴镜视力：OD 5.0 OS 4.6

遮盖试验（远距）：正位

遮盖试验（近距）：4△内隐斜

立体视觉检测：60″

分析：患儿表现为左眼视力低下，左眼曾有上睑下垂矫正病史，有内隐斜，睫状肌麻痹散瞳验光显示双眼轻度远视，无明显双眼屈光参差，但由于患儿出生后即有左眼上睑下垂，故影响了光线的正常刺激，造成左眼剥夺性弱视，经积极弱视训练治疗后，左眼视力呈逐步上升趋势，内隐斜明显好转，立体视觉功能提高。

实例 7-7

患儿，男，6岁，4岁时因右眼先天性白内障而行白内障摘除和人工晶状体植入术，父母发现患儿右眼斜视1年余，前来就诊。检查结果如下：

右眼为人工晶状体眼，无其他明显器质性病变

裸眼视力（远用）：OD 4.0（0.1） OS 4.9（0.8）

裸眼视力（近用）：OD 4.0（0.1） OS 4.9（0.8）

遮盖试验（远距）：外斜 25△

遮盖试验(近用):外斜 25$^{\triangle}$

睫状肌麻痹散瞳验光:

OD:+1.75DS −1.50DC×15=4.1

OS:+1.50DS −0.50DC×180=5.0

问题:根据患儿目前情况,可能的诊断是什么?谈谈进一步检查与处理的方案。

二、按注视性质分类

分为中心注视性弱视与旁中心注视性弱视。

1.中心注视性弱视　一般见于造成弱视的各种发病原因,发生较晚,黄斑部的注视功能发育较好,虽已有单眼弱视,但其单眼注视功能仍然正常。黄斑中心虽有较深暗点,但仍有一定的机动性,如以此弱视眼注视,仍能恢复部分功能。在弱视训练中,如果遮盖健眼进行弱视眼的强化训练,有望提高视力。

2.旁中心注视性弱视　相对于中心注视,旁中心注视是用黄斑中心凹以外一个区域作为注视点。旁中心注视一般见于弱视程度重者,或有明显眼位偏斜者。

旁中心注视须与异常视网膜对应相区别。异常视网膜对应是双眼同时视时的一种双眼视异常,即当双眼同时视时,非注视眼选用黄斑以外区域与注视眼的黄斑区对应。如果遮盖注视眼,则原非注视眼仍能恢复正常注视,以黄斑区为注视点。旁中心注视是单眼现象,是单眼定位功能失常,由于黄斑部有很深抑制,所以选择黄斑外有限距离一点的视网膜部分作为单眼注视中心。当双眼同用,此眼作非注视眼时,虽可能同时伴有异常视网膜对应,但旁中心注视的注视点并不是非注视眼的异常视网膜对应点。

对于旁中心注视性弱视,其治疗方式不同于中心注视性弱视,治疗的关键在于首先将旁心注视转变为中心注视,然后在此基础上训练,故治疗难度较大。

三、按弱视程度分类

按照最佳矫正视力的高低,一般把各种弱视划分为轻、中、重三个不同的级别。

(1)轻度弱视:最佳矫正视力为 0.6～0.8。

(2)中度弱视:最佳矫正视力为 0.2～0.5。

(3)重度弱视:最佳矫正视力≤0.1。

弱视程度的区分对弱视的治疗有诸多意义。比如:选择合适的治疗方法和合适的随访间隔;选择合适的遮盖或压抑强度;准确地估计弱视疗程和预后;在弱视治疗随访过程中有利于观察治疗效果;及时调整治疗方案,以期获得最佳的治疗效果。

第四节　弱视的诊断

弱视是视觉发育期内由于异常视觉经验(单眼斜视、屈光参差、屈光不正以及形觉剥夺)引起的单眼或双眼最佳矫正视力下降,眼部无器质性病变。弱视诊断主要通过排除法,首先排除一切可能导致视力下降、视力矫正不良的病理性因素,同时根据可能存在导致弱视的病因,如形觉剥夺性、斜视性、屈光不正性弱视的家庭史、屈光间质混浊或结构缺陷等因素作出诊断。

1.病史

(1)统计学资料,包括性别、出生日期、父母信息。

(2)主诉。

(3)眼部目前存在的问题。

（4）眼病史，包括以前发生的眼科问题、疾病、诊断和治疗。

（5）全身病史、出生体重、妊娠年龄、可能相关的产前和围产期史（如妊娠期酒精、吸烟和用药）、住院史、手术史。尤其注意是否存在早产、多胞胎、发育迟缓或脑性麻痹。

（6）当前的用药情况和过敏情况。

（7）眼科或相关系统疾病的家族史。

（8）系统回顾。

2．眼部检查　包括眼的生理功能、解剖结构评估以及视觉系统评估。儿童对检查的配合情况有助于对结果进行分析，并与之后的检查进行对比。通常情况下，检查包括以下几项：

（1）视力：弱视诊断的视力标准：最佳矫正视力低于相应年龄的视力，或两只眼的视力相差两行以上视力较低眼为弱视。一般情况下，最佳矫正视力<0.8可诊断弱视，但是学龄前儿童处于视觉发育期，视力发育尚未达到成人的水平。3岁儿童正常视力参考值下限为0.5，4～5岁为0.6，6～7岁为0.7，7岁以上为0.8。

在诊断弱视的时候，视力是一个最重要的指标，但是，并非唯一的指标。除视力低下之外，肯定伴随弱视的发病原因（如斜视）以及危险因素。只有发现弱视发病的相关原因，把视力和病因结合起来，才能做出弱视的诊断。弱视的诊断是一个排除性诊断，所以对视网膜和视路结构的检查非常重要。

（2）屈光状态：屈光不正和屈光参差是弱视发病的重要因素。在诊断屈光不正性弱视和屈光参差性弱视的时候，一定要做眼屈光状态的检查。

（3）眼位：斜视是诊断斜视性弱视的关键依据。如果患者存在斜视，两只眼能够自由交替注视，说明两只眼的视力相同或相近。如果总是一只眼注视，另一只眼处于斜视状态，斜视眼可能存在弱视。

斜视性弱视多发生在内斜视，无论斜视的度数大小，只要是婴幼儿期出现的恒定性内斜视，而且总是某一只眼偏斜，这只偏斜眼会产生弱视。外斜视发病初期存在间歇性正位期，引起斜视性弱视的概率比较低；垂直斜视往往是非共同性斜视，通过代偿头位，患者两只眼的视力也可能得到良好的发育，弱视的发病率也比较低。

（4）注视性质和注视行为：注视性质对弱视的诊断具有重要的意义。首先，旁中心注视是弱视眼一个重要的临床特征。另外，一些虽然能中心注视的患者，但注视目标不持久、不稳定或游走性注视，也就是注视行为差，这些也是判断弱视的指征。

（5）其他特征：如双眼眼底红光反射不同，色觉、对比敏感度、双眼视觉、立体视觉、调节功能以及各项电生理检查指标，都提示存在弱视。

第五节　弱视的筛查与预防

弱视是儿童常见的眼病。按照弱视患病率计算，我国的弱视儿童有1 000多万，还有大量的成人弱视患者，这是一个严重的公共健康问题，也是影响民族素质的重要问题。由于弱视的患病率高、危害重，所以早发现、早预防、早治疗是解决弱视危害的重要手段。

根据有关数据显示，早产儿、低体重儿以及近亲结婚中的婴幼儿，弱视的患病率高于普通人群4倍。发育迟缓的婴幼儿之中，弱视的患病率是普通人群的6倍。屈光参差性弱视和屈光不正性弱视患者不伴有斜视，弱视更不容易发现。这两类弱视占弱视人群的50%～75%。患者不伴有斜视，不容易被发现，特别是屈光参差性弱视，一只眼的视力可能达到正常水平，更不容易被发现，常常耽误治疗时机。

弱视治疗效果与年龄密切相关，年龄越小，治疗效果越好。不仅疗程短，而且治愈率也高。年龄越大，疗程越长，治愈率越低。成年之后，弱视治愈没有多大希望。由于弱视发现太晚，严重影响治疗效果，甚至错过治疗时机，成为终身眼病。

早期筛查能够发现儿童眼球屈光间质混浊、屈光异常、斜视以及其他影响视觉发育的眼病，及时处理不仅能够获得良好的治疗效果，也能够缩短疗程，节省治疗费用。所以，花费一定的人力、物力和资金，对弱视进行早期筛查是合理的，这种花费的社会效益和经济效益是非常理想的。

关于筛查的最佳年龄，多数专家认为学龄前期，也就是幼儿园时期，大面积筛查的效果比较可靠，也能争取最佳治疗效果。筛查年龄太小，婴幼儿检查难度大，筛查结果可靠性也差，漏诊率和误诊率也高。根据我国的国情，将弱视的筛查最佳年龄定在3～6岁，最晚在入学前，进行视力筛查和眼部检查，争取早日给予干预治疗，获得比较好的治疗效果。

对婴幼儿的筛查要注意眼位、红光反射、追随运动、注视行为等。对3～6岁的儿童进行筛查，比较容易发现弱视发病的原因和危险因素，如对双眼视力、斜视、屈光不正、注视行为、注视优势、立体视觉、屈光间质、上睑下垂等进行检查。如发现弱视的病因和危险因素，将患者立即转诊儿童眼病专科或儿童眼病保健单位进一步诊断和治疗。

视力表检查结果是判断有无弱视的金标准。如果条件允许，应该尽早进行视力表筛查。在视力检查之前，建议家长和幼儿园教师教会儿童检查视力。初次不能配合检查视力的儿童，建议多次复查，复查时多数儿童都能够配合视力检查。各种视力表适合不同年龄段的儿童进行检查，如点视力表、图片视力表、图形视力表、单字母视力表、对数视力表、LogMAR 视力表和 E 字形视力表等，根据患儿的年龄选择不同的视力表。

随着自动验光仪和儿童屈光筛查仪的普及，其成为一种简单、方便的弱视筛查工具。但由于不需散瞳检查，所以检查结果不够准确，只作参考指标。如果发现"异常"，需进一步麻痹睫状肌进行验光。

（崔　云　尚艳峰）

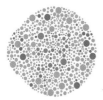

第八章　弱视的处理及视觉训练

弱视治疗包括积极的去除弱视病因、合理的屈光矫正和适当的遮盖和弱视训练，对于伴有先天性白内障等影响屈光介质清晰度和视网膜成像质量的病变，首先需要积极的去除病因治疗；合理的屈光矫正是弱视治疗的基础，对于单眼弱视患者，常常需要辅以合理时间的遮盖治疗，适当的视觉训练能加速弱视恢复。临床上的弱视治疗常常是多种治疗方法的综合，这些综合视觉训练的目标包括：①建立稳定的中心注视；②建立准确追踪和扫视眼球运动；③提高调节的幅度和灵活度；④视力提高至正常或接近正常；⑤建立融合功能及立体视觉功能。

第一节　弱视的屈光不正矫正

弱视儿童往往伴有不同程度的屈光不正，包括屈光参差、中高度远视、散光，显著的屈光不正和屈光参差是弱视发生的重要的危险因素。通过合理矫正屈光不正，利用光学手段使视网膜获得清晰的成像和视觉刺激是弱视治疗的基础。特别需要注意的是即便是轻度的屈光不正，合理的屈光矫正对于弱视治疗都是有意义的。

屈光不正检查结果因人眼不同调节状态而有所改变，婴幼儿以及12岁以下儿童的睫状肌张力大，调节更明显，且多不合作进行主觉验光，因此多需要在睫状肌麻痹的情况下通过检影验光获取患者完全的屈光不正度数。使用睫状肌麻痹剂放松调节后验光，是实现儿童精确验光的方法之一。

睫状肌麻痹剂选择：目前临床使用的睫状肌麻痹剂主要有：0.5%～1%阿托品凝胶或眼药水，1%环戊酮眼药水和0.5%复方托吡卡胺眼药水。0.5%复方托吡卡胺：睫状肌麻痹效果弱，睫状肌麻痹效果持续时间约为6小时。

对于弱视患者的屈光不正矫正，应根据使用的睫状肌麻痹药物、眼位和屈光不正性质而有所不同，对弱视伴有中高度远视者，为了维持一定的调节紧张力，在睫状肌麻痹验光后的屈光度基础上减少1.00～1.50D配镜；但对于伴有内斜视的患儿，远视度数应给予全部矫正；对近视性屈光不正，应为防止调节紧张而给予最佳矫正视力的最低度数；对于散光则尽量足度矫正。而对于使用环戊酮睫状肌麻痹时，多数指南均推荐对于远视者尽量足矫。

儿童患者对于双眼不等像耐受能力更强，因此对于伴有屈光参差的弱视患儿，应尽量给予充足的屈光矫正,利于弱视眼的视力恢复,相当比例的患者在弱视眼视力提高后,纵使有较明显的屈光参差,仍能获得良好的双眼视功能和立体视锐度。对于部分重度屈光参差患者,也可考虑给予角膜接触镜矫正,相比框架眼镜,角膜接触镜具有像放大率小、无棱镜效应、光学质量更佳的优点。

屈光矫正是弱视治疗的基础和前提,临床研究显示屈光不正性弱视、屈光参差性弱视在单纯佩戴屈光矫正眼镜后视力即可显著提高,在开始戴镜6~8周内视力平均可提高2~3行;屈光矫正甚至对斜视性弱视患者也有显著的治疗作用。因此,目前针对弱视患者建议首先佩戴屈光矫正眼镜6~8周,或戴镜至弱视眼视力不再提高后,再辅以遮盖等其他的弱视治疗方法。

第二节　遮盖及压抑治疗

消除双眼间相互抑制是弱视治疗的重要步骤,包括针对优势眼的遮盖或压抑治疗(光学和药物压抑)。这两种治疗都会强迫患者使用弱视眼注视,通过重新激活视觉通路来激发视觉功能的改进。当弱视仅仅通过佩戴眼镜视力不再提高时,会建议给予遮盖或压抑治疗。遮盖治疗通常为遮盖主导眼,即为直接遮盖;有时会遮盖弱视眼则称为间接遮盖或反转遮盖。遮盖治疗可为全天遮盖或部分时间遮盖。遮盖材料包括眼贴、眼罩。压抑疗法包括光学压抑(改变优势眼配镜度使其远视力或近视力下降)和药物压抑(点用阿托品眼药水以降低近视力)或两者结合(光学压抑+药物压抑);另外临床还使用Bangerter压抑膜,为一种半透明眼镜贴膜,能不同程度地降低视力从而达到抑制优势眼的作用。

一、遮盖疗法

(一)适应证

遮盖疗法适用于单眼弱视者,如斜视性弱视、屈光参差性弱视或其他类型的单眼弱视。对于双眼屈光不正性弱视,由于双眼视力一般相近,多不需要遮盖治疗,部分患者在治疗过程中双眼视力差别较大,可以考虑给予优势眼一定时间的遮盖,待视力相等之后,停止遮盖或减少遮盖时间,保持双眼视力同步改善。

(二)分类

1. 遮盖时间

(1)完全遮盖法(full-time occlusion):也称全天遮盖,每日遮盖时间占清醒时间70%~100%称为全天遮盖,每天大概遮盖优势眼10~14小时。

(2)部分遮盖法(part-time occlusion):为部分时间遮盖,可每天遮盖2~6小时,目前多项临床研究显示针对轻中度弱视儿童,遮盖2小时与遮盖6小时的弱视治疗效果基本相同;对重度弱视患儿,每天遮盖6小时与全天遮盖的效果基本相同;因此目前临床对弱视治疗的遮盖时间都趋向于采用部分时间遮盖,而较少采用全天遮盖。也会尽量考虑遮盖时对其生活和学习的影响,对于学龄期儿童,尤其需要认真考虑遮盖治疗对其生理和心理的负面影响,可以将遮盖治疗时间选择在课后及周末遮盖,需要强调的是要提醒患儿在未遮盖时仍要佩戴眼镜。

另外,也需要在弱视治疗过程中根据治疗效果,适时调整遮盖时间。在治疗过程中如果前期治疗效果未达到预期,需要评估患儿前期治疗时是否合作遮盖、遮盖时间是否达到预期,并进行相应处理,对前期遮盖合作、治疗效果未达到预期者,可以适当增加遮盖时间,研究显示对于前期遮盖治疗欠佳者,增加遮盖时间至每天6小时的弱视治疗效果比每天遮盖2小时的更好。

2. 遮盖方式

（1）直接遮盖：用不透明的眼贴（直接遮盖眼部）或眼罩（套在眼镜镜片上遮盖）遮盖优势眼，从而强迫弱视眼注视。遮盖治疗的弱视治疗效果可能通过以下几个途径达到：强迫弱视眼的注视、追踪、扫视和调节功能的训练；有助于打破与屈光参差和斜视性弱视相关的眼间抑制；减轻异常视网膜对应（ARC）的建立和发展。

（2）反向遮盖：对牢固的偏心注视患者，通过常规的遮盖治疗后注视性质未转变者，可考虑遮盖弱视眼，以去除眼间抑制和减弱异常注视点功能，同时通过后像疗法或光刷疗法进行弱视眼的固视训练逐渐转成中心注视，恢复中心注视后再遮盖优势眼。

遮盖治疗时需要严密遮盖，直接贴在眼部的眼贴能更好地达到遮盖效果，而套在眼镜上的眼罩仍有部分光线进入遮盖眼，且容易偷看，较难达到遮盖效果（图8-1），在临床随诊和评估治疗效果时需要考虑遮盖的有效性和确切的时间。

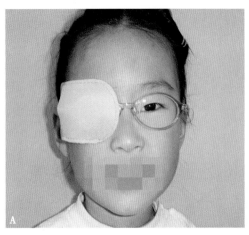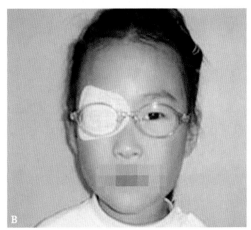

图 8-1　两种直接遮盖方式
A. 弱视遮盖眼罩；B. 弱视遮盖眼贴

3. 遮盖治疗的终止　遮盖治疗后弱视治疗成功，双眼视力相等、建立了一定的双眼视功能后，可以逐步减少遮盖时间，直至停止遮盖。另外，如果经过有效的遮盖治疗3～4个月后弱视仍无改善，此时也可考虑放弃遮盖治疗。

（三）遮盖治疗的副作用

遮盖治疗虽然是简单易行、安全低成本的治疗方式，但也会产生一定的副作用，包括遮盖性弱视、诱发斜视和复视及心理影响，需要认真对待，以获得更好的治疗合作性和效果。

1. 遮盖性弱视　遮盖性弱视是指由于过度遮盖优势眼使其视力降低，多发生于年幼儿童，出现遮盖性弱视也提示该患儿的视觉系统处于视觉发育敏感期。6岁以下儿童连续全天遮盖时需要注意发生遮盖性弱视，而对于2岁以内的婴幼儿全天遮盖时需要非常警惕遮盖性弱视的发生。如果出现了遮盖性弱视，应立即减少遮盖时间或停止遮盖，甚至需要反向遮盖。

2. 斜视和复视　遮盖治疗时由于打破融合功能，对伴有微小角度斜视或较大隐斜者可诱发斜视的发生，尤其对于既往伴有远视屈光不正且未戴镜者，更容易诱发内斜视的发生。患者出现斜视后可同时伴有复视。斜视治疗需要根据具体情况进行处理，部分患者停止遮盖后可恢复。

3. 生存质量的负面影响　遮盖治疗时对患儿心理和生理均有显著的负面影响，致生活视力下降、无立体功能、面对同学和亲友的异样眼光甚至嘲笑，临床诊疗时需要重视；需要预先教育和妥善处理，否则会显著影响患儿的治疗合作性和治疗效果。研究显示预先的家庭教育,如对患儿父母教育遮盖治疗的原因、机制、治疗目的、弱视治疗的时间依赖性及负面影响,可以更好地取得家长的理解和合作,能显著改善治疗的合作性。

二、压抑疗法

压抑疗法(penalization)包括光学压抑和药物压抑,通过改变优势眼的视力从而转变注视眼,减轻眼间抑制,达到治疗弱视的目的。而 Bangerter 压抑是利用半透明眼镜贴膜,能不同程度地降低视力从而达到抑制优势眼的作用。

(一)适应证

压抑疗法的适应证与遮盖疗法的适应证基本相同,尤其是中心注视性弱视。多用于不合作遮盖治疗者,但对重度弱视者效果较差。

(二)分类

1. 视近压抑 通过压抑优势眼近视力,看近时转换弱视眼注视。一般通过每天 1 次或每周 2 次在优势眼点用阿托品眼药水或眼膏使其近视力下降,或同时欠矫优势眼的远视屈光不正;而弱视眼远视屈光不正足矫甚至辅以 +3.00D 的近附加,从而使视近时由弱视眼注视。因此,治疗时需要监测视近时是否为弱视眼注视。

2. 视远压抑 优势眼每天点用阿托品(1% 眼药水或眼膏),并在该眼前过矫 +3.00D 的镜片以达到雾视效果。弱视眼屈光不正给予足矫,从而达到压抑视远的效果。多适用于较低视力患者。

3. Bangerter 压抑膜 选用合适视力水平的压抑膜,要求压抑后的视力低于弱视眼视力 1~2 行。需要注意的是经过一段时间的适应后,优势眼佩戴压抑膜后的视力会提高,随诊时需要注意。

(三)副作用

幼儿长期使用阿托品压抑也可能会导致"遮盖性弱视",随诊时需要仔细监测,设置合理的随诊频次。另外,点用阿托品眼药后会产生一定的严重副作用,甚至过敏。瞳孔散大后也会出现畏光等症状。

第三节 弱视的辅助治疗

一些必要的辅助治疗是弱视治疗的有效补充,能加快弱视眼视力恢复、缩短弱视治疗时间、改善双眼视功能恢复。这些弱视训练即包括正常视觉刺激的训练,也有旨在改善注视性质的特殊视觉刺激。针对非中心注视者,通过红光闪烁刺激、红色滤光片法、海丁格内视刷和后像疗法等训练,以将非中心注视转变为中心注视。而对于中心注视者,则可采用红光闪烁刺激、视刺激疗法(CAM)精细目力工作等以促进弱视眼视力提升。

一、针对非中心注视的弱视训练

1. 红光闪烁刺激疗法

(1)原理:这种方法是根据视网膜的解剖生理特点设计的,黄斑中心凹只有视锥细胞,而视杆细胞主要集中在周边视网膜。视锥细胞对光谱中的红色光(波长 620~700nm)很敏感,但是视杆细胞却对红色光极不敏感。因此,用红光源的电子闪烁仪来刺激黄斑,只有黄斑中心凹的视锥细胞最敏感,而中心凹之外的区域没有多大反应,从而能不断提高中心凹的视觉功能和改善注视性质。

(2)特点:

1)仪器由振荡器和成形器组成联合装置,频率为 1~99Hz。

2）发光源峰值波长 630nm，光谱纯正，对黄斑中心凹的锥体细胞刺激力度大。

3）不仅具有一般红光闪烁单一频率的工作方式，而且具有调制闪烁工作方式。

4）适应对象：旁中心注视性弱视者，部分视力差的中心注视弱视者也适用。

5）治疗方法：治疗时将弱视眼靠近镜筒，集中精力注视闪烁光，另一只眼用眼罩遮住。配戴矫正镜患者治疗时需佩戴眼镜。

双眼弱视患者首先治疗较严重的弱视眼。当双眼视力基本一致时，再双眼同时治疗，使双眼视力同步提高。

每日1～2次，每次约15分钟。巩固期适当减少治疗次数。

2. 红色滤光片法

（1）原理：此法也是利用黄斑中心凹的视锥细胞对波长 620～700nm 的红色光敏感的原理设计的。选用的红色滤光片过滤掉波长小于 640nm 的光线，只保留波长 640～660nm 的红光，只有弱视眼的中心凹对注视目标敏感。

（2）适应证：适用于旁中心注视者，应用范围较窄，只适用于比较重的弱视患者。

3. 海丁格内视刷（Haidinger's brush）

（1）原理：将白色光加以偏光后，可看到以注视点为中心直交的黄色和青色毛刷样内视现象。此现象是由于偏振光作用于黄斑部呈放射状排列的 Henle 纤维。当光线穿过缓缓转动的蓝紫色滤光片和偏振光片后，不断沿着各子午线的方向旋转，光线轮番照射到黄斑各子午线上，偏振光穿过该部的神经纤维，把神经纤维的影子投射到黄斑视锥细胞上，患者将看到一个小棕色刷状影在旋转。通过注视旋转光刷从而改善黄斑中心凹的注视功能。利用此原理，通过光刷刺激视网膜黄斑中心凹，提高黄斑中心凹的分辨力，改善注视性质。

（2）适应证：适用于偏心注视者。

（3）治疗方法：光刷治疗包括两种方法，一种是使用同视机光刷片治疗，治疗时利用一级画片找到患者的重合点，然后在此重合点于弱视眼侧放置海丁格内视刷和螺旋桨画片（图 8-2 A，B），对侧眼放置飞机画片（图 8-2C）。打开海丁格内视刷电机开关后，患者将逐渐看到旋转的螺旋桨，令其将此螺旋桨转移到飞机的头部并保持注视。

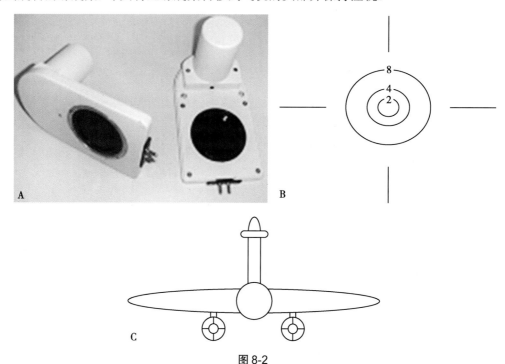

图 8-2
A. 同视机附带的海丁格内视刷；B. C. 注视画片

还有一种单独设计的海丁格内视刷治疗仪,治疗仪遮盖优势眼,患者用弱视眼注视治疗仪镜筒内旋转的毛刷和飞机头部,并努力将光刷中心对准飞机头部并保持。

通过光刷治疗时使成像于黄斑中心凹,从而帮助弱视眼建立中心注视、消除偏心注视。

每日1次,每次约15分钟。巩固期适当减少治疗次数。

4. 后像疗法

(1)原理:用强光照射弱视眼的周边部视网膜,包括偏中心注视区,使之产生抑制;同时用黑色圆盘遮挡保护黄斑,使之不受强光照射,在抑制异常注视点后同时训练中心凹的功能,以转换异常注视为中心注视,此即为后像疗法。

(2)特点:后像镜是在直接检眼镜的基础上制作的。直接检眼镜发出的强光斑范围内装有不同大小的黑圆点(图8-3),直径分别为1°、3°和5°。把光环投射到弱视眼的眼底,圆形的阴影覆盖黄斑中心凹部位,保护黄斑中心凹、避免受强光刺激。此时释放的强光只能抑制偏心注视点和周边视网膜。

(3)适应证:适用于偏心注视者。

(4)治疗方法:治疗时遮盖优势眼,平时遮盖弱视眼,以防止巩固偏心注视。

嘱患者优势眼注视远方一目标,用后像镜的强光照射弱视眼眼底20～30秒,照射时需要确保后像镜中的黑点遮盖中心凹部位。照射后

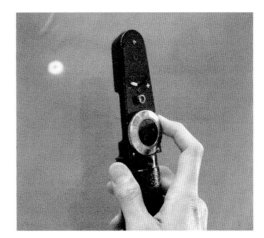

图8-3　后像镜,中央有黑点保护黄斑

遮盖优势眼,患者用手中的指挥棒不断地指点十字视标,弱视眼注视十字,直至后像消失。然后重新用后像镜照射弱视眼产生后像,重复上述步骤。每次治疗20～30分钟,每日1～2次。

二、精细目力工作

也称近距离视觉活动或家庭作业。训练时就是有意识地强迫弱视眼专注某一细小目标,使其弱视眼中被抑制的感光细胞受到刺激、解除抑制,从而提高视力。

这种作业属于形觉刺激,刺激图案包含不同方向的线条,条纹的空间频率高低也各不相同。根据弱视的严重深度和患儿的年龄大小,选择不同的刺激图案。其他精细目力训练的方法,比如穿珠子、穿针、描绘儿童简笔画、刺绣、剪纸、计算机游戏、阅读和拼图等,这些作业还可以训练眼和手的协调动作。根据儿童的年龄、兴趣和弱视程度选择不同的训练方式。

训练时要遮盖健眼,若双眼弱视可以交替进行遮盖,训练时应在明亮的自然光或灯光下进行。每天完成一定量的家庭精细工作,至少1小时,中间休息10分钟,继续训练。

三、视刺激疗法(CAM疗法)

(1)原理:灵长类动物和人的大脑皮质视细胞对不同空间频率有很好的反应,神经元对空间频率能做出灵敏的调整。视刺激仪利用反差强、空间频率不同的条栅作为刺激来刺激弱视眼以提高视力。这个刺激仪的条栅可以转动,这样就能使弱视眼的视细胞在各个方位上都能接受不同空间频率条栅的刺激。条栅越细,空间频率越高,刺激越强(图8-4)。

(2)特点:一套不同空间频率的条栅板,一共有7种不同空间频率的条栅。低空间频率0.5周/度,最高空间频率的条栅是32度/周。还备有一些透明塑料圆盘画片及画笔。

（3）适应证：中心注视者。临床上多用于屈光不正性弱视。

（4）治疗方法：训练的时候，遮盖优势眼，用弱视眼注视圆盘，并在有图案的透明塑料圆盘上描画。开始用比较粗的条栅，就是空间频率比较低的条栅，1分钟更换一次条栅，每一种空间频率的条栅应用一次。每次训练7~10分钟，每日1~2次。

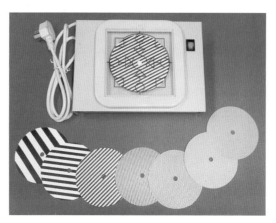

图8-4 视觉刺激仪及条栅板

第四节 弱视的脱抑制治疗

脱抑制治疗不但有助于提高弱视眼视力，也能促进感觉和运动融像功能。在弱视眼视力进步停滞一段时间（如4~6周）时，进行一定的脱抑制治疗可能对弱视眼视力改善有帮助。但需要注意的是对伴有斜视者，脱抑制训练可能导致复视出现，在开始脱抑制训练前需要评估当抑制被打破后，患者能否获得可控制异常眼位的感觉性和运动性融像功能，否则患者脱抑制训练后可能会出现难以融合的复视。

一、弱视脱抑制训练的基本原则和方法

弱视的脱抑制训练一般包括以下几个步骤：

（1）选择适当的训练环境，一般需要根据患者的抑制水平设计合适的脱抑制训练环境，如果抑制深，则开始时的训练环境选择相对非自然的，如同视机；如果抑制较浅，则可以选择较自然的环境，如聚散球（Bruck线和珠子）。总之选择的任务和环境对患者来说不能太简单也不可过于困难，应使患者在训练的大部分时间内都能完成。

（2）使用刺激打破抑制反应并使弱视眼重新感知抑制像或控制点，通过闪烁的物体或光线刺激加强被抑制的弱视眼的感知，刺激的类型和强度需要根据抑制的深度和范围选择合适的刺激类型和强度，以使弱视眼和优势眼的视野内都能感知到刺激。

（3）保持双眼对物体或抑制控制点的感知，如鼓励患者集中注意力在一定时间内保持双眼感知抑制控制点，此时即提示患者抑制被减弱了。通过逐步增加控制抑制的时间，并不断增加任务的难度，以逐步减轻眼间抑制。

（4）增大感觉和运动融像需求，逐步通过不同刺激大小和训练难度，提高患者感觉和运动性融像的能力，从而获得充足的融像性聚散范围，达到开放环境和仪器时的抑制均消除。

二、脱抑制训练的方法

大部分脱抑制训练都是通过抑制控制线索进行相应的脱抑制训练。初始针对深度抑制可以选择非自然环境的训练环境和仪器，如同视机。然后再逐步选择更自然、开放环境的

训练方法。以下就以临床应用广泛的同视机训练为例简述脱抑制训练方法。

同视机在打破斜视和弱视的病理性抑制时是一种较为理想的仪器,其照明的强度可以在一个大的范围内变化,且自动闪烁器提供了频率、周期和闪烁类型的多重选择从而能适用于不同类型和深度的抑制患者。

(1)梯度照明和闪烁训练法:对深度抑制患者可选择大的注视体和抑制控制线索,把这些二级融像视标放在同视机的客观斜视角上,增加抑制眼的照明和减小优势眼的照明,直到病人能在大部分时间内(70%~80%)同时看到图片的控制点。在抑制发生时,使用手动或自动闪烁或移动视标来打破抑制。患者努力感觉在融像状态下保持对控制点感知并保持尽可能长时间或达到一定的目标值(如1分钟)。当患者进步后,减小双眼间的照明差距,或停用闪烁照明。同时逐步选用小的图片,如黄斑注视片,进一步进行黄斑脱抑制训练。

(2)追踪训练法:追踪法是通过打破融像后再连接的训练方法以达到刺激感觉和运动融像,从而消除、减轻抑制。将同视机二级图片置于其客观斜视角上,调整照明以使双眼间抑制最小,当患者感觉抑制出现时(此时只能看到一眼的像,或控制点丢失),训练者将同视机一臂移动到新的点,患者慢慢移动同视机的另一臂使双眼像重合。此时鼓励患者努力保持双眼融像并能看到图片的控制点。然后训练者再将同视机臂移到一个新的聚散点,患者继续移动另一臂重新融像并努力保持。患者能轻易完成后,可改变刺激环境或选择难度更大的更小的图片进行训练。

第五节 弱视的双眼视觉功能训练

在弱视的发展过程中同时伴有双眼视功能的损害,另外,单眼弱视者由于视力差也是阻碍双眼视功能正常发育的重要因素。临床观察显示一定的双眼视觉功能训练也能促进弱视眼的视力恢复,因此,在弱视临床治疗和康复中,不仅要重视弱视眼的视力恢复,对其双眼融像功能、立体视功能也需要给予关注。弱视治疗时的屈光矫正、遮盖等治疗不仅能提高弱视眼视力,同时也打破优势眼对弱视眼的抑制,逐步改善了双眼融像功能。如能再辅以同时视和融像功能训练,则可以进一步改善患者双眼视觉功能。具体治疗项目和方法可包括采用红绿阅读卡、斜隔板实体镜及同视机等改善患者双眼视知觉功能、拓宽双眼融像范围。患者具有一定的双眼融合功能后,进行一定的立体视功能训练,以进一步改善患者立体视功能恢复和水平。

第六节 弱视计算机辅助治疗

近年来计算机等辅助的弱视训练在临床广泛开展,其主要基于视觉知觉学习理论、应用多媒体技术研发的一种弱视治疗系统。通过多种模式刺激视网膜、增强视觉系统对刺激的敏感性;同时利用定像、定位、识别、追随和扫视运动等视觉操作,使弱视儿童运用视觉操作,掌握视觉技能,建立视觉印象,形成视觉记忆,从而加强他们的视觉运用能力,提高弱视眼的视力。另外,图像处理技术也能方便地对多种刺激模式赋予不同的色彩、空间频率和对比敏感度,且能增加刺激的多样化、趣味化使弱视儿童能更容易坚持训练。近几年也有临床研究探讨了基于双眼视平衡的掌上游戏系统对弱视治疗的效果,但其研究结果尚不统一,部分研究发现其弱视治疗效果不低于传统遮盖疗法,部分研究发现其效果仍偏差。但可能弱视儿童更容易接受这类训练。

因此,计算机辅助的弱视训练具有一定的优势,如趣味性更好、训练依从性更高;可根据弱视眼视力方便选择训练视标大小；在线系统方便监控训练效果、利于方案调整等。但也存在一些不足：与传统弱视治疗，其有效性和最终效果尚需要进一步评估；费用较昂贵；可能需要相应分辨率的显示屏等高要求设备。

第七节　弱视的预后和复发

弱视的治疗是一个较长期的过程，患者视功能需要逐渐恢复，对处于视觉发育敏感期内的学龄前儿童，弱视眼视力恢复较快；而对于年龄较大的儿童，如学龄期儿童，则恢复的时间较长，需要与患儿和家长不断沟通、鼓励其克服疾病的信心，多能获得一定的提高和改善。另外，治疗过程中的一些手段，如遮盖治疗，也会对患儿及其家长的正常学习、生活造成负面影响，更需要密切沟通，对部分大龄儿童，需要权衡利弊和治疗得失。

弱视的疗效与开始治疗时的年龄密切相关，年龄越小治疗效果越好。因此，全面评估幼儿是否伴有斜视、屈光参差、明显屈光不正等弱视危险因素，积极开始合理的弱视治疗是改善弱视治疗效果的有效途径，认真的学龄前和学龄期儿童的视觉筛查认为是高效、高性价比的防治弱视的有效手段。另外，不同类型的弱视，其预后也有所不同，总体来说，屈光不正性弱视的治疗效果比较好，其次是斜视性弱视和屈光参差性弱视，而部分形觉剥夺性弱视，尤其是伴有眼球震颤者，弱视治疗效果较差。初始治疗时弱视的严重程度与其预后也有相关性，如轻、中度弱视患者的视力比较容易恢复，而重度弱视患者的视力较难提高；中心注视者其弱视较偏心注视者恢复更快。尤其需要注意的是，弱视治疗预后与患者和家长对治疗的依从性息息相关，治疗过程中需要不断的教育和提醒以提高患儿对治疗的合作性。弱视治疗后很多患者能获得一定的双眼视功能，甚至获得正常的立体视功能，其双眼视功能预后与弱视类型、治疗年龄和弱视眼视力水平有关。

需要注意的是弱视治疗后有可能复发，因此目前临床认定的弱视治愈是弱视眼视力正常后 3 年内无复发。弱视眼治疗后仍需要配戴合适的屈光矫正眼镜，合理时间的遮盖或压抑治疗。研究显示弱视眼视力提高后停止遮盖，一年内大约有 25% 的患者视力下降 2 行或以上，此时一般经过再次治疗后多能重新恢复。加强治疗后随诊、维持低剂量的遮盖治疗能显著减少弱视复发。因此，临床需要不间断的随诊弱视患儿，坚持佩戴屈光矫正眼镜，并保持低强度的遮盖或压抑治疗，监测双眼视功能。

实训一　检眼镜注视性质检测
一、检眼镜注视性质检测
1. 眼底注视性质的判断和意义　眼底注视性质判断是指检查单眼注视视标时，是采用眼底的哪个部位作为注视点的。检测患眼的注视性质，可以指导弱视治疗方案的选择和预后的判断。

正常情况下注视视标时都采用黄斑中心凹作为注视点，异常注视包括旁中心注视、旁黄斑注视、周边注视和游走性注视；检查时需要将直接检眼镜调整到检查眼底注视性质的模式，检查时遮盖对侧眼，精确调整检眼镜屈光度至眼底清晰，令被检眼注视检眼镜内的星形视靶，观察其注视星形视靶的视网膜位置，以评估眼底注视性质；被检眼黄斑中心凹注视检眼镜的星形视靶为中心注视，此时星形视靶落在被检眼的中心凹落正好注视在星形视靶上，偏心注视时被检眼注视点位于中心凹周围，此时中心凹在星形视靶周围 1 环内；旁黄斑注视时被检眼使用中心凹外黄斑区作为注视点，此时中心凹落在星形视靶 2 环外；周边注视时被检眼使用黄斑区外的视网膜作为注视点；游走性注视时被检眼不能固视检眼镜的星形视靶（图 8-5）。

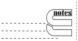

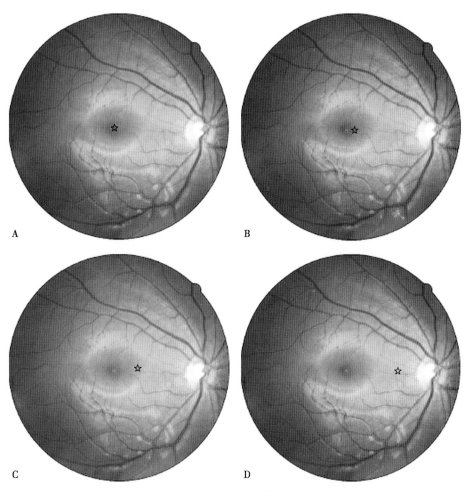

图 8-5　不同注视性质

A. 中心注视：使用黄斑中心凹注视；B. 偏中心注视：使用中心凹旁注视；C. 旁黄斑注视：使用黄斑旁视网膜注视；D. 周边注视：使用远离黄斑的视网膜注视

　　记录眼底注视性质时可直接记录被检眼注视星形视靶时黄斑中心凹的位置，如黄斑中心凹落在星形视靶附近的 1 环内，则直接记录 1 环内注视，如落在 2 环时，则记录 2 环内。

　　2. 实训要求　掌握检眼镜注视性质的检查和判断。

　　3. 实训前准备

　　（1）环境准备：暗室。

　　（2）用物准备：直接检眼镜、遮盖板。

　　（3）检查者准备：穿白大衣或工作服、戴好口罩帽子、清洗双手。

　　（4）被检者准备：舒适端坐于检查椅上，戴镜者取下眼镜。

　　4. 操作步骤

　　（1）眼底注视性质检测需双眼分别进行，先右眼再左眼。被检者舒适端坐于检查椅上，调整座椅至合适高度，向被检者讲解检查过程，以能更好配合检查。

　　（2）检查者将直接检眼镜调试至有星形视靶的检查注视性质的模式，采用直接检眼镜检查眼底的常规方式检查眼底，精确调整检眼镜屈光度至清晰看清被检眼黄斑区，被检者用手或遮盖板遮住对侧眼，令其用被检眼注视检眼镜中的星形视靶，检查者仔细观察被检眼注视星形视靶的眼底位置和稳定性：是否落是黄斑中心凹注视星形视靶，若不是，则仔细判断注视星形视靶的注视点位置，并记录黄斑中心凹与视靶的位置关系。检查时可轻微移动检眼镜，令被检眼追随注视星形视靶，进一步确定被检眼的注视点。依次检查右眼、左眼,分别记录双眼的眼底注视性质。

（3）结果判断:被检眼用黄斑中心凹注视星形视靶,判断为中心凹注视;注视点位于中心凹周围,此时中心凹在星形视靶周围1环内,称为偏中心注视;注视点位于中心凹外黄斑区,此时中心凹落在星形视靶2环外,称为旁黄斑注视;注视点为黄斑区外的视网膜,称为周边注视;被检眼不能固视检眼镜的星形视靶,称为游走性注视。

5. 操作后

（1）整理及清洁用物,及时关闭电源,保持台面整洁。

（2）解释交代被检者注意事项。

6. 注意事项

（1）检查要在暗室进行,但也不能太暗,可在检查桌旁置一光亮度合适的台灯,注意勿使光线直射被检者眼部。

（2）检查前需向被检者适当讲解检查过程,提出配合要求:如有一定程度的强光照射、会看到蜘蛛网样图像、需要按要求注视图像中的星形视靶,以更好的合作检查。

（3）检查时需要将检眼镜仔细调整屈光度,以能清晰看清被检眼黄斑区;被检者若为高度散光等高度屈光不正,可在其戴屈光矫正眼镜情况下检查注视性质,此时被检者能更清晰注视检眼镜的星形视靶,但检查时要注意避开镜面反光。

（4）检查时遵循先右眼再左眼的顺序,或先检查优势眼再检查弱视眼,能令被检者更好理解眼底注视。检查时需遮住对侧眼;被检眼注视星形视靶时,可适当移动检眼镜图像,令其重新注视视靶,以进一步确定注视点。

（5）仔细判断被检眼注视点,若非中心注视,同时观察黄斑中心凹与星形视靶的位置关系,确切记录黄斑中心凹位于视靶外的几环处,判断和记录注视点的稳定性。

检眼镜注视性质检测操作流程

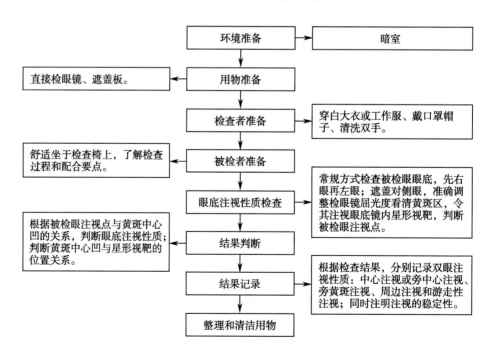

实训二 中心注视眼的训练

1. 弱视治疗方法的选择 弱视训练时需要根据患者注视性质和双眼视力情况选用合适的训练手段:对于中心注视双眼视力平衡者,可选用红光闪烁疗法、光栅刺激训练、

眼 - 手协调训练；对于双眼视力不平衡者，则需要采用遮盖疗法、红光闪烁疗法、光栅刺激训练和眼 - 手协调训练。对于视力差、弱视严重者，则可选用红光闪烁、精细目力训练，而对于视力较好者、轻度弱视者，配戴屈光矫正眼镜、合理遮盖治疗和双眼视功能训练则更适宜。

2. 实训要求 掌握中心注视的弱视患者选用弱视治疗训练的原则、常用训练的方法和注意事项。

3. 实训前准备

（1）环境准备：光线合适的诊室 / 治疗室。

（2）用物准备：眼罩 / 眼贴；Bangerter 压抑膜；精细目力训练设施、CAM 仪等。

（3）检查者准备：穿白大衣或工作服、戴好口罩帽子、清洗双手。

（4）被检者准备：舒适端坐于检查椅上。

4. 操作步骤

（1）复习各类训练的适应证、选用训练的原则。

（2）操作各类训练方法和训练仪器。

（3）掌握治疗和训练的终止点。

5. 操作后

（1）整理及清洁用物，及时关闭电源，保持台面整洁。

（2）解释交代被检者注意事项。

6. 注意事项

（1）需要注意：遮盖治疗时需要严密遮盖，直接贴在眼部的眼贴能更好地达到遮盖效果，在临床随诊和评估治疗效果时需要考虑遮盖的有效性和确切的时间。开始治疗时要认真对待遮盖治疗对其生理和心理的负面影响。

（2）压抑治疗的用药时程可采用每周用药 1～2 次或周末使用，以尽量减少药物的副作用。

中心注视眼的训练操作流程

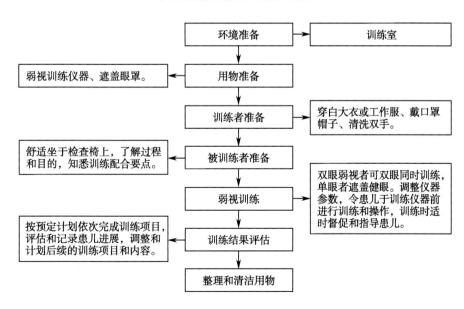

实训三 非中心注视弱视眼的训练

1. 非中心注视弱视眼的训练选择 对于异常注视者，需要采用各方法转变注视性质为中心注视：可采用遮盖或反向遮盖法、后像疗法、海丁格内视刷疗法和红光闪烁法，转变为中心注视后，再按中心注视的弱视采取后续治疗。

2. 实训要求 掌握非中心注视的弱视患者选用弱视治疗训练的原则、常用训练的方法和注意事项。

3. 实训前准备

（1）环境准备：光线合适的诊室／治疗室。

（2）用物准备：同视机、后像仪、光刷治疗仪、红色滤光片等。

（3）检查者准备：穿白大衣或工作服、戴好口罩帽子、清洗双手。

（4）被检者准备：舒适端坐于检查椅上。

4. 操作步骤

（1）复习各类训练的适应证、选用训练的原则。

（2）操作各类训练方法和训练仪器和注意事项。

（3）能判断治疗效果、及时调整治疗方案。

具体操作方法：

后像治疗：通过压抑旁中心注视点、刺激中心凹注视而达到纠正异常注视的目的。

治疗方法：需要遮盖对侧眼，通过后像镜看清弱视眼眼底，将黑点影像置于黄斑中心凹处，以保护中心凹不被强光照射，同时要避免旁中心注视点也被遮盖。定位完成后，加大后像镜亮度，用强光照射除保护的黄斑中心凹外的视网膜，持续照射20～60秒以形成后像，此时再嘱被检者观看白色屏幕上的黑色"十"字中心点，产生负后像后，诱导被检者看到一明亮的"十"字，周围被暗圈围绕着，令被检者注视该"十"字中心，以促进中心注视、抑制异常注视点，以此纠正异常注视。也可于此时令患者进行精细目力训练，以达到促进中心注视的作用。

待患眼视力逐渐提高后，可逐渐改用后像镜中小的黑点，使注视点逐渐移至黄斑中心凹，转变为中心注视后，可按中心注视的弱视进行后续治疗。

海丁格内视刷训练：光刷训练能帮助弱视眼建立中心注视、消除偏心注视。

治疗方法：光刷治疗包括两种方法，一种是使用同视机光刷片治疗，治疗时利用一级画片找到患者的重合点，然后在此重合点于弱视眼侧放置海丁格内视刷和螺旋桨画片，对侧眼放置飞机画片。打开海丁格内视刷电机开关后，患者将逐渐看到旋转的螺旋桨，令其将此螺旋桨转移到飞机的头部并保持注视。

单独设计的海丁格内视刷治疗仪，治疗仪遮盖优势眼，患者用弱视眼注视治疗仪镜筒内旋转的毛刷和飞机头部，并努力将光刷中心对准飞机头部并保持。

红色滤光片法：利用黄斑中心凹的视锥细胞对波长620～700nm的红色光敏感的原理设计的。提高弱视眼的中心凹对注视目标敏感。

治疗方法：弱视眼佩戴红色滤光片于镜片前，以使弱视眼的中心凹敏感度提高。至弱视眼视力改善、注视性质转变为中心注视时则停止使用。

5. 操作后

（1）整理及清洁用物，及时关闭电源，保持台面整洁。

（2）解释交代被检者注意事项。

6. 注意事项

（1）后像治疗时需要切实保护治疗眼黄斑区，以免黄斑区漂白而影响治疗效果。

（2）通过治疗后弱视眼转换为中心注视时则停止后像治疗，改为中心注视的系列治疗方法。

非中心注视眼的训练操作流程

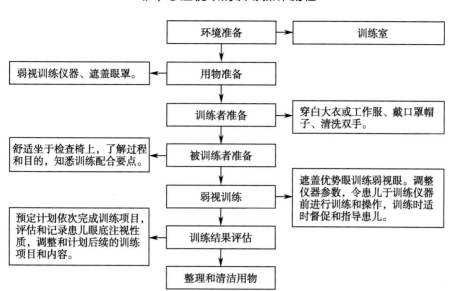

（余新平）

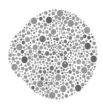

第九章 先天性眼球震颤

第一节 先天性眼球震颤的定义及分类

二维码9-1
眼球震颤

先天性眼球震颤（congenital nystagmus，CN）是一种不自主的、节律性的双眼眼球摆动（二维码9-1）。通常于出生后6个月内出现，无晃视感，无平衡失调和眩晕等中枢神经系统及前庭功能障碍的表现，随年龄增长眼球震颤可减轻。

在传统分类中，先天性眼球震颤的常见类型有四种：

一、先天性运动缺陷性眼球震颤

先天性运动缺陷性眼球震颤（congenital motor defect nystagmus，CMDN）的病因可能与眼球运动中枢的传出机制缺陷有关，而未发现视觉系统及神经系统的损害，故也称其为先天性特发性眼球震颤（congenital idiopathic nystagmus，CIN）。其临床特点：①眼球发育正常；②眼球震颤的形式多为冲动性，有快相和慢相之分，即眼球往返摆动的速度不同，呈跳动式，向一个方向运动的速度慢，称为慢相，向另一个方向运动的速度快，称为快相。慢相是眼球震颤的基本运动，是一种不正常的运动；而快相是眼球震颤的代偿运动，是一种矫正性运动；③存在静止眼位（中间带），即眼球震颤的振幅和频率明显降低，甚至眼球震颤消失的眼位，在中间带区域其黄斑中心凹注视时间延长，从而使视力提高或接近正常；④代偿头位：如果中间带偏离第一眼位，则患者可伴有代偿头位，双眼视线朝向中间带方向。患者常采取面转的头位，但也可为下颌内收或上抬位或头倾位，往往视远时（尤其是感兴趣的目标）最为明显（图9-1A）；⑤患者常有集合抑制现象，即两眼集合能使眼球震颤的程度减轻。

二、先天性知觉缺陷性眼球震颤

先天性知觉缺陷性眼球震颤（congenital sensory defect nystagmus，CSDN）可能继发于视觉传入通路的异常，主要是眼球本身发生病变使黄斑部物像模糊或消失，造成固视反射发育障碍，正常维持目标于中心凹的微细运动系统功能丧失，形成眼球震颤。常见的眼病有双眼角膜混浊、高度屈光不正、先天性白内障、白化病、Leber先天性黑朦等。如果出生时视力即丧失，则生后3个月内即可出现眼球震颤。眼球震颤的严重程度取决于视觉损害的程

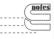

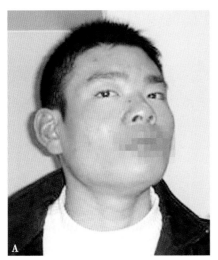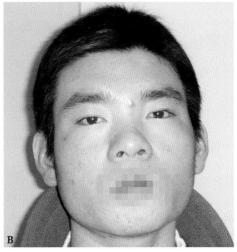

图 9-1　先天性眼球震颤患者的代偿头位
A. 中间带移位术前代偿头位；B. 中间带移位术后代偿头位明显改善

度。此类眼球震颤多为水平钟摆性，即眼球往返摆动似钟摆样，在两个方向上摆动的速度相等，无快慢相之分，侧方注视时震颤可能变为冲动性。

三、隐性或显隐性眼球震颤

隐性或显隐性眼球震颤（latent nystagmus/manifest latent nystagmus，LN/MLN）的病因不明，但为融合发育不良的标志。其临床特点：①遮盖一眼后出现双眼眼球震颤（隐性眼球震颤），或者眼震加重（显隐性眼球震颤），视力下降，故双眼视力明显好于单眼视力；②双眼眼震振幅、频率和眼震速度可能不对称；③为水平冲动性眼球震颤，快相指向非遮盖眼（即注视眼），慢相侧均为速度递减型眼震波形。

四、眼球震颤阻滞综合征

眼球震颤阻滞综合征（nystagmus blockage syndrome，NBS）的病因和震颤衰减机制不明，其特点是：注视眼向内转时眼震减轻甚至消失，视力提高，外转时眼震明显加大，且呈冲动性，视力下降。眼球震颤的幅度与内斜视的大小呈反比关系，即内斜越明显，眼震越轻。为了使注视眼处于内转位，患者常采取面转向注视眼侧的代偿头位。

第二节　先天性眼球震颤的特殊检查

一、视力的检查

先天性眼球震颤病人的视力检查，应当做到仔细和全面，最好是医生本人亲自进行。除了检查远视力之外，还要检查近视力（先天性眼球震颤患者的近视力往往优于远视力）。如病人戴有眼镜，除了检查裸眼视力之外，还应检查其戴镜视力。不仅要查左、右眼的单眼视力，还要查双眼同时注视的视力。对隐性眼球震颤和显隐性眼球震颤患者，因遮盖一眼后可诱发眼球震颤或使眼球震颤加重，用常规方法遮盖一眼检查的视力低于生活视力，应尽量在不引起眼球震颤的情况下检查，方法是：①在一眼前放置 +5D 球镜片，正球镜可使视力表上的视标模糊，但不诱发眼球震颤；②用一张长方形的硬卡片，其宽度刚好遮住视力表上的视标，放在距被遮眼 33cm 处，以不引起眼球震颤为准，测定另一眼的视力。对有代偿头位的眼球震颤患者,应允许其在代偿头位上检查最佳视力。

二、眼球运动和眼位

一般无眼球运动障碍,大多数病例为正位眼,少数合并斜视,合并内斜视者多为眼球震颤阻滞综合征。如有眼球运动障碍或眼位偏斜,应鉴别是否存在眼外肌麻痹,因其可引起眼球震颤。

三、眼球震颤的形式和方向

多数病人,仅通过一般肉眼观察,即可确定其震型和震颤方向。观察震型时,首先要观察有无快、慢相,如有即为冲动型眼震,如无则为钟摆型眼震。冲动型者,需进一步查清快相和慢相的方向,静止眼位均在慢相侧。震颤方向的检查,以正前方注视为准。振幅大者,容易区分;振幅小者,可使用检眼镜观察眼底,旋转震颤者视盘与血管上下摆动、黄斑中心凹反光点不移动,垂直或斜向震颤者整个眼底均同幅度同步摆动。

四、电生理检查

主要包括眼震电图和视频眼震图描记法,能较为准确、客观地记录眼球震颤的波形,为眼震波形分类、病因分析和疗效评价提供客观依据。

1. 眼震电图描记法(electronystagmography,ENG)　当眼球运动时,角膜和视网膜间形成电位差,引起眶周电极区发生电位变化,经眼震电图描记仪放大并记录,描绘成眼震电图。其通过间接测量眼球震颤,可大致判断眼球震颤的性质和特点,较肉眼观察更为准确,并可定量分析。

2. 视频眼震电图描记法(videonystagmography,VNG)新型的视频眼动仪由高速红外摄像机、主试机、被试机及显示屏幕四个基本部分组成。红外线摄像系统采用红外光源照射眼部,利用瞳孔、虹膜对红外线反射性的不同,造成影像中瞳孔与虹膜的亮度差异变大,从而摄取瞳孔的轮廓,采集到眼球位置的信息,再将信息通过光纤传递给主试机,进行记录分析。VNG 既可用视频直接记录眼动图像,也可通过电子计算机数字化描述瞳孔运动轨迹,图形更清晰,分辨率更高,可对眼球震颤进行较为精确的定性和定量。其主要分析指标包括:眼震振幅、频率和黄斑中心凹注视时间。黄斑中心凹注视时间直接与视力相关,可反映眼球震颤的视力功能状态,注视时间长者视力较好。

五、代偿头位的检查

代偿头位是先天性眼球震颤的一个重要体征。对于头位扭转角的定量检查,虽然无统一的方法,但均应在视远状态下进行测定。①弧形视野计法:令患者将下颌置于弧形视野计下颌托处,双眼注视 5m 远处的视标,采取代偿头位以获得最佳视力,自鼻根部引出直线与弧形视野计上刻度相交,此时的刻度即为头位扭转角度数;②代偿头位测定仪法:使用仪器同时测量 x、y、z 三个轴向的头位偏转角度,再进行分析,较为准确。

第三节　先天性眼球震颤的治疗

先天性眼球震颤的确切病因和发病机制不明,故目前的治疗仅限于改善代偿头位,减轻眼球震颤,而无法从病因上解决问题。

一、非手术治疗

1. 屈光矫正　眼球震颤患者试图努力看清物体时眼球震颤会加重,从而使视物更加模糊，所以即使存在低度数的屈光不正（近视、远视或者散光），也应尽量矫正，以提供尽可能清晰的视网膜物像，减轻注视目标的努力程度而减轻眼球震颤。眼球震颤患者眼球难以静止注视视标，因此戴框架眼镜时眼球的运动偏离了光学中心，使屈光矫正效果不理想。而角膜接触镜贴附于眼球表面，能跟随眼球运动，使镜片的光学中心始终与视轴保持一致，提高视网膜成像质量，保证理想的屈光矫正效果。角膜接触镜还可以减轻眼球震颤，这可能是眼球运动的触觉反馈信息作用于眼球运动系统所致。

2．配戴负球镜　近视过矫或配戴负球镜可加强调节性集合，使眼震减轻，从而改善视力。

3．弱视治疗　若患者合并弱视，可以采用遮盖注视眼、弱视训练等方法提高视力。为了避免完全遮盖注视眼引起或加重另一眼的眼球震颤，可选择压抑膜进行遮盖。因近距离训练时，患者双眼动用集合机制而使眼球震颤减轻，所以可进行近距离精细目力训练。

4．配戴三棱镜　包括两种方法：①同向三棱镜：双眼放置同方向的三棱镜，尖端朝向中间带，使中间带由侧方移向正前方，从而消除代偿头位，提高正前方的视力；②异向三棱镜：双眼均放置基底向外的三棱镜，制造人为的眼位分离而刺激融合性集合，集合可抑制眼球震颤，从而提高视力。

5．药物治疗　有应用加巴喷丁和美金刚治疗先天性眼球震颤的报道，但其长期疗效、副作用等尚待进一步观察。

二、手术治疗

对先天性眼球震颤伴有中间带和代偿头位者，可通过手术将侧方的中间带移位至中央，来改善或消除代偿头位（见图 9-1B），增进正前方视力，但不能根治眼球震颤。若患者伴有斜视，则需同时矫正。手术前需先行三棱镜试验，即双眼放置同向的 $10^{\triangle}$ 三棱镜，尖端指向中间带，如头位消除或明显改善，则提示术后可以矫正头位。

临床上常用的术式为：① Anderson 术式：双眼与静止眼位方向一致的一对配偶肌等效减弱术；② Kestenbaum 术式：双眼等效量地进行与静止眼位方向一致的一对配偶肌减弱术联合二者的拮抗肌缩短术。例如：代偿头位为面左转视线向右即中间带位于右侧者，手术可选择两眼与中间带方向一致的一组配偶肌减弱即右眼外直肌和左眼内直肌后徙术，或同时联合二者的拮抗肌缩短即右眼内直肌和左眼外直肌缩短术，以将中间带由右侧方移至前方，从而使代偿头位改善或消失。

（尚艳峰）

参考教材

1. 李凤鸣. 眼科全书. 北京：人民卫生出版社, 1996.

2. 赫雨时. 斜视. 天津：天津科学技术出版社, 1982.

3. 赵堪兴. 斜视弱视学. 第2版. 北京：人民卫生出版社, 2011.

4. 赵堪兴, 杨培增. 眼科学. 第7版. 北京：人民卫生出版社, 2008.

5. 牛兰俊. 斜视新概念. 北京：北京医科大学中国协和医科大学联合出版社, 1995.

6. 王光霁. 双眼视觉学. 第2版. 北京：人民卫生出版社, 2011.7.

7. 美国眼科学会, 编. 眼科临床指南. 中华医学会眼科学分会, 编译. 北京：人民卫生出版社, 2006.

8. 齐备. 国家职业资格培训教材——眼镜验光员（高级）. 北京：中国劳动社会保障出版社, 2008.

9. Scheiman M, Wick B.Clinical Management of Binocular Vision.Fourth Edition.Lippincott Williams & Wilkins. 2013.

10. Griffin JR, Borsting EJ. Binocular Anomalies theory.Testing &Therapy. OEP Foundation. 2010.

11. Von Noorden GK. Binocular vision and ocular motility. 3rd ed. London：Mosby, 1985.

12. Wright KW, Spiegel PH, Hengst TC. Pediatric Ophthalmology and Strabismus, 2 ed . New York：Springer, 2002.

13. Pediatric Eye Disease Investigator Group. A randomized trial of prescribed patching regimens for treatment of severe amblyopia in children. Ophthalmology 2003；110：2075-2087.

14. Pediatric Eye Disease Investigator Group. A randomized trial of patching regimens for treatment of moderate amblyopia in children. Arch Ophthalmol 2003；121：603-611.

15. Pediatric Eye Disease Investigator Group. A randomized trial of increasing patching for amblyopia, Ophthalmology, 2013, 120（11）：2270-2277.

16. Awan M, Proudlock FA, Gottlob I. A randomized controlled trial of unilateral strabismic and mixed amblyopia using occlusion dose monitors to record compliance. Invest Ophthalmol Vis Sci. 2005；46：1435-1439.

17. The Pediatric Eye Disease Investigator Group. Risk of amblyopia recurrence after cessation of treatment. J AAPOS 2004；8：420-428.

索 引

Y

Z